小儿小病小妙招

范圣华 著

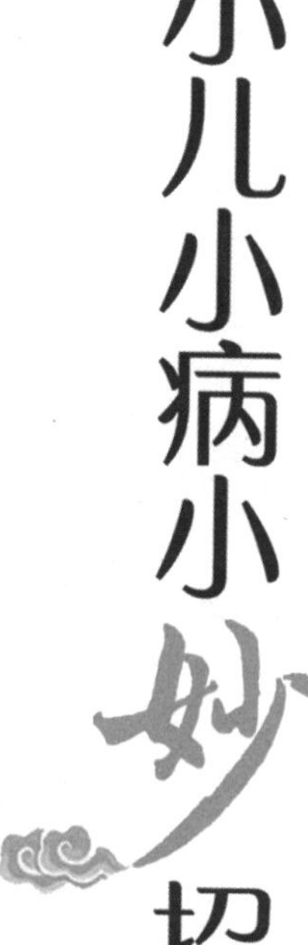

人民卫生出版社

图书在版编目（CIP）数据

小儿小病小妙招 / 范圣华著. — 北京：人民卫生出版社，2019

ISBN 978-7-117-28763-0

Ⅰ. ①小… Ⅱ. ①范… Ⅲ. ①小儿疾病 - 常见病 - 中医临床 - 经验 - 中国 - 现代 Ⅳ. ①R272

中国版本图书馆 CIP 数据核字（2019）第 164671 号

小儿小病小妙招

著　　者：范圣华
出版发行：人民卫生出版社（中继线 010-59780011）
地　　址：北京市朝阳区潘家园南里 19 号
邮　　编：100021
E - mail：pmph @ pmph.com
购书热线：010-59787592　010-59787584　010-65264830
印　　刷：北京铭成印刷有限公司
经　　销：新华书店
开　　本：850 × 1168　1/32　**印张**：11.5
字　　数：249 千字
版　　次：2019 年 9 月第 1 版　2022 年 9 月第 1 版第 3 次印刷
标准书号：ISBN 978-7-117-28763-0
定　　价：49.00 元

内容简介

本书共分 8 章介绍儿童常见病，包括肺系病证、脾胃病证、心肝系病证、肾系病证、皮肤病证、五官科病证、流行性疾病和其他疾病。

每章先是对疾病做一简短阐述，令读者对其有初步的中医认识。然后介绍多种中医治疗方法与技巧，包括食疗方、小儿推拿、外用贴敷法、外洗法、常用中成药等，以供临床选择及应用。部分治法附有病案及按语，以更加直观地体会知常达变的诊治思路和小妙招的临床应用技巧。章末为日常注意事项，对衣、食、住、行等方面进行规范。

本书内容丰富、翔实，密切结合临床实际，是学习中医儿科诊治经验，提高临床疗效很有价值的参考书，适合年轻中医师、基层中医师、中医院校学生、中医爱好者、小儿家长参考使用。

王序

祖国医学博大精深，源远流长，在数千年历史发展中，为中华民族的繁衍生息作出了巨大贡献。迄今，祖国医学更是在世界遍地开花，为国人乃至世界人民的健康发挥重要作用。

古语曰：不为良相，便为良医。故为医者，莫不是以救人为己念。吾之学生范圣华，朴实无华，酷爱中医，常怀济世之念，遂有志于岐黄之学，潜心研究传统中医经论。上宗《素问》《灵枢》《伤寒论》《金匮要略》等经典之旨，下习温病、《脾胃论》等各家之论，并参照现代中医研究之经验，如是不断临证，验之于临床廿载，心有所得，将之集成《小儿小病小妙招》一书。

予观本书，首析病理，探其幽微，后融新知，重其疗效。《小儿小病小妙招》一书能化繁杂为简单，化繁复为简易，化深奥为平实，将中医理法用简便妙法、妙招写出来，展现于前，甚是难得。所列妙法妙招契合临床，切实有效，简便易学。学之浅者得其浅，学之深者得之深。故本书实为青年医师、中医爱好者，乃至为家庭健康保驾护航之佳助。

中医至精至微，理深义奥，妙识难通。故如何将中医知识普惠民众，是每一位中医仁人志士的责任和义务。“且将升岱

岳，非径奚为；欲诣扶桑，无舟莫适”。通过临床妙招妙法，不失为一条弘扬祖国医学的途径。根深方能叶茂。当用中医妙招获得健康，中医根植于越来越多民众心中之时，则中医的发展将长盛不衰，中医的未来将一片光明。

欣为之序。

中国中医科学院　王宏才

2019 年 6 月

李序

每个家庭里，小朋友都是父母的心肝宝贝，一旦孩子生病了，家长往往无比焦虑，却没什么办法，因此很多医院的儿科总是一号难求。

实际上，我们中医有很多的小方小法小妙招，一直传承下来，只是近些年来，由于多方面原因，被大家边缘化甚至淡忘了。这本书的出版，就是让家长自己正确认识孩子的疾病，掌握一些简单的方法，在疾病初起时，家长可以先试试这里面的方法，保护自己的孩子，很多小问题可能在家就解决了，而且也赢得了去找专业医师看病的时间，而不是惊慌失措，耽误了病情。

八年前，我创立当归中医学堂，传授家长们中医知识。现在学堂已经培养了数万名妈妈，有的妈妈说："之前孩子一年得患十次感冒，现在就只有一两次了。"有的妈妈说："孩子体质增强，现在已经不怎么感冒了。"这些都令我们非常欣慰。

范圣华医生，是当归中医学堂非常受欢迎的一位中医老师。他学识渊博、经验丰富，在临床上也积累了大量儿科的经验，曾参与过很多中医育儿巡回演讲。

多年前，范圣华老师在中国中医科学院深造的时候，我们曾在一起交流，在谈到未来他希望致力于中医儿科的研究和临床时，我依然清晰记得他流露出来的坚毅表情，我为他坚持自己的人生理想深深赞叹，也为他的新作表示祝贺，我相信这本书定能为家长带来更多中医育儿的知识，家长们能够学到更多的方法和妙招，都成为自己孩子健康的守护神！

当归中医学堂　李永明

2019 年 6 月

刘序

古语云："为人父母者不知医，谓不慈；为人子女者不知医，谓不孝"，又说："父母唯其疾之忧"。做父母的，若懂得一些中医知识，了解一些自然疗法，学会一些简易之招，对于儿女健康的养护，是负责任的态度。

范圣华大夫这本《小儿小病小妙招》，就是送给孩子家长们的一份特别好的礼物。书中所选妙招均是范大夫基于长期读书钻研及临床实践得来的宝贵知识，能全部无私奉出，是大功德之为也。这些妙招，大多是小药方、推拿、药物外治、食疗、灸法、闪罐、中成药等较为安全之法，审慎用之，有效则皆大欢喜；若无效，也不易出现副作用。书虽以妙招为主，但也提出了儿科疾病的日常注意与调护，可见范大夫对小儿这一群体是有着眷眷之情的。该书写作真诚、质朴，无华丽之辞，有恳切之心。

范圣华大夫是我读硕士研究生期间的舍友，我俩既是岐黄同道，又是知心好友。遥想当年我们一众兄弟宿舍卧谈的情景，至今仍历历在目。读研之时，我们夜聊的内容不是吃喝，也非玩乐；而是每每一起探讨中医学术与医术，以寻求更多古人智慧的加持，及更多解救患者疾苦之法。毕业后，范兄对中医医术的学习、研究与实践，从未停止，反更精进，近 10 年

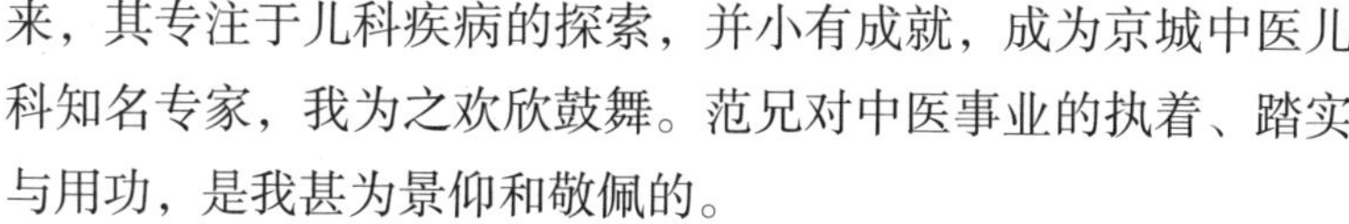

来，其专注于儿科疾病的探索，并小有成就，成为京城中医儿科知名专家，我为之欢欣鼓舞。范兄对中医事业的执着、踏实与用功，是我甚为景仰和敬佩的。

通过“妙招”传播中医的思维，是一条弘扬传统中医、守护中华文化很好的路径，因为你可以亲眼看到或亲身感受中医“妙招”在解除一些小疾患、小病痛中的威力与妙处，是感性的、具象的、实际的，若由此而引发对中医理论之博大精深的理性思考，进而去探索中医带给我们关于生命本身诸多规律性总结的智慧，那更是意义深远。由术入道，道才不会那么容易成为空中楼阁。是为序。

中国中医科学院　刘　兵

2019 年 1 月

前言

当孩子生病时，很多家庭每每束手无策，一筹莫展，乃至错过治疗的最佳时机。事实上，中医治疗儿童各种常见病、多发病，具有卓越的疗效。若能于病时，选用合适的中医方法来治疗，则病症往往会迎刃而解，乃至痊愈。

然而作为家长，想为孩子用中医方法治疗，但却苦于中医理论深奥难懂；虽学一些中医理论，却难以学精；或虽会一些治病方法，却苦于治疗方法单一。正如《史记·扁鹊仓公列传》所说："人之所病病疾多，医之所病病道少。"意思是说我们普通人为疾病太多而苦恼，而医生却因为治病的方法太少而苦恼。

治病也应多管齐下，多种方法协同作战，打一套组合拳。由是因缘，笔者将自己 20 年来临床总结下的行之有效、容易操作、简便易行的经验分享给大家，以便大家在临床选择适合的治疗方法，快速战胜疾病，获得健康。

本书具有如下特点：

1. 以脏腑疾病分类为纲，以各个系统常见疾病为目。为便于查找，故按照肺系病证、脾胃病证、心肝系病证、肾系病证、皮肤病证、五官科病证、流行性疾病以及其他疾病为大纲。然后将每一大类中常见的疾病列上。

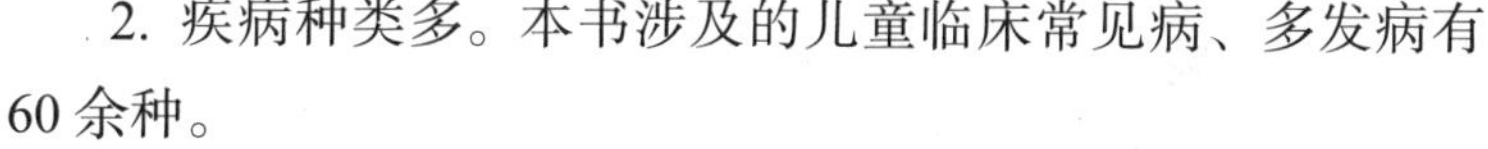

2. 疾病种类多。本书涉及的儿童临床常见病、多发病有60余种。

3. 治疗方法多种多样。先对疾病做简短介绍，然后告诉大家常见的多种治疗方法，包括食疗方、小儿推拿、外用贴敷法、外洗法、常用中成药、日常注意事项等，以便大家选择。大家可以选择使用一种方法，不好用的话可以换用其他方法，也可以将多种方法联合应用。

4. 治疗方法安全可靠。本书所用方法多安全可靠，即使是内服药，所采用的也多是药食两用之品。其他各种外治疗法，也都是安全性很高的方法。

最后，希望大家能从本书获益。

范圣华

2018 年 *12* 月

目录

第1章

肺系病证

儿童脏腑柔弱，抵御外邪能力较差。正如宋代儿科名医钱乙在《小儿药证直诀》中所说："五脏六腑，成而未全，全而未壮。"所以儿童不能很好地适应外界气候变化，加上家长未及时增减衣物，则六淫之邪（风寒暑湿燥火）从口鼻或皮毛，乘虚而入，侵袭肺卫，影响肺的宣发与肃降功能，从而出现肺系疾病。万全《育婴家秘·五脏证治总论》指出："天地之寒热伤人也，感则肺先受之。"

肺系病证，如感冒发热、咳嗽、过敏性咳嗽、哮喘等，是儿童常见病和多发病。中医有许多办法，如小儿推拿、食疗、泡脚法等，对治疗肺系病证有很好的疗效。这些都是便于操作、行之有效的中医小方法。家长不妨多学习一些，以便孩子生病时能有所帮助。

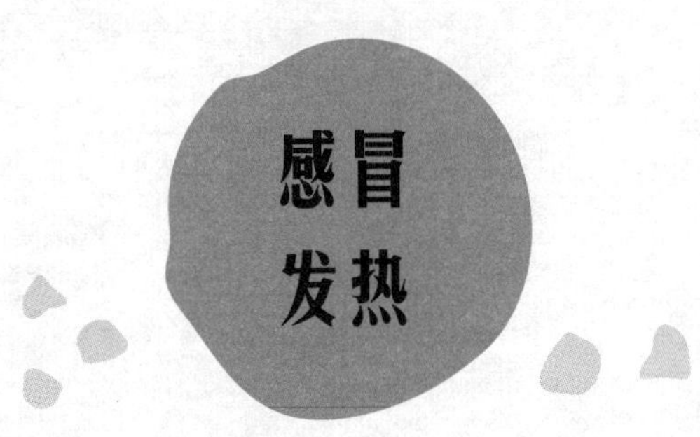

感冒发热

感冒是感受触冒风邪所致，以发热、怕冷、流涕、喷嚏、全身疼痛等为主要症状的疾病。感冒多分为五个阶段。第一阶段为感冒初起阶段，感冒初起，多因感受风寒。第二阶段是外寒里热阶段，即感受风寒以后，由于体质或用药等原因，部分入里化热，而出现外寒里热。第三阶段是风热阶段，即风寒完全化为风热了。但也有的感冒一开始就是风热阶段，没有经过第一、第二阶段。第四阶段是体虚阶段，即感冒发热导致身体气血亏损，出现气血亏虚，虚寒虚热。也有一些平素体质偏弱的患者，一上来就是第四阶段，出现体虚感冒发热。第五阶段是康复阶段，本阶段感冒基本痊愈，略微留一些小的病症，例如鼻塞、流涕等。当预防再次感冒。

第一阶段：风寒感冒

这是感冒的第一个阶段，常见症状轻微，如低热、流清鼻涕、打喷嚏、鼻塞、鼻尖发凉、手脚发凉，有时候也会看到腹部受寒的表现，如腹痛，大便偏稀、次数多，食欲不振，舌淡红、苔薄白，两脉浮弦紧等，此时风寒邪气尚在浅表，用疏风散寒退热法治疗，最容易痊愈。

注意：发病之前的经历也可辅助诊断。例如感冒前有出门吹冷风，或洗澡、穿衣服少等不慎受风寒的经历。

葱豉生姜汤

组方：葱白4段（带须）、淡豆豉6g、生姜5片。

方法：取带葱根的葱白，与淡豆豉、生姜一起放入锅内，加水大约500ml，先用大火烧开锅后，再换用小火煎煮5～10分钟即可。煎煮出来约300ml药液，然后趁热服用。也可以加适量红糖。如果没有淡豆豉，仅用葱白熬水喝，也能起到发汗退热的效果。

功效：温散风寒、发汗退热。

主治：适用于风寒感冒初起的发热、无汗、鼻塞、打喷嚏、流清鼻涕、怕冷、舌苔薄白等。

案例：一位小朋友外出旅游，随后又回老家，旅途劳累，饮食不规律，又吹风受寒，出现发低热，手脚冰凉，不思饮食。察其苔白，舌质基本正常。诊为风寒发热。予：生姜15g、淡豆豉10g、葱白4段、苏叶10g、大枣（剥开）5个。煮水10分钟，内服。次日热退。注意：大枣剥开是将大枣外面的皮撕破，目的是将大枣的味道煎煮出来。

小儿推拿法

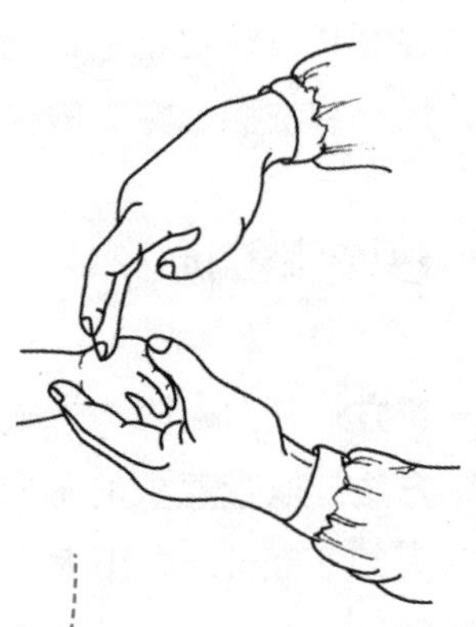

图1　揉外劳宫

1.

散寒解表——揉外劳宫5~10分钟。

外劳宫在手背上，与内劳宫穴相对处。用拇指指腹在外劳宫穴处顺时针或逆时针轻揉5~10分钟（图1）。

2.

散寒温中——揉一窝风3~5分钟。

一窝风在手背腕横纹中央凹陷处。具有发散风寒、温中行气、宣通表里、止痹痛、利关节的功效。以中指或拇指端按揉之，称揉一窝风（图2）。揉一窝风3~5分钟。

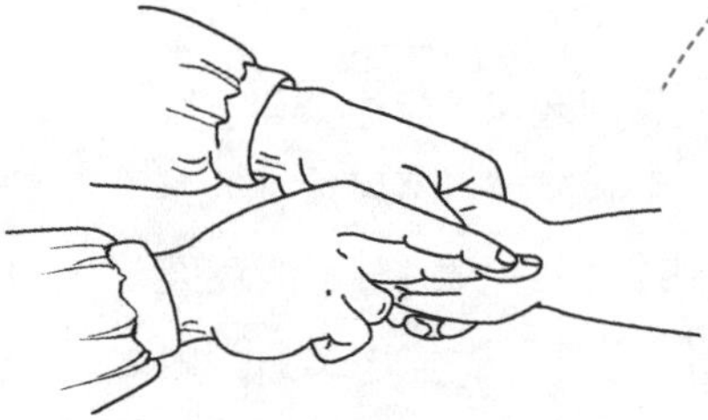

图2　揉一窝风

3.

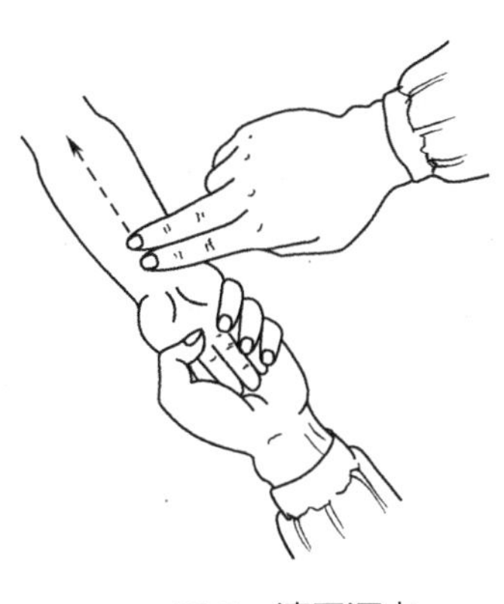

图3 清天河水

清热解表——清天河水200次。

天河水在前臂内侧正中，自腕横纹至肘横纹成一条直线。用食指、中指指腹在前臂内侧正中，从腕横纹推到肘横纹，做直线推动，称为清天河水（图3）。频率为每分钟60～100次。

4.

解表退热——清肺经、清肝经各200次。

无名指末节螺纹面为肺经的位置。用拇指或食指在肺经，从指根向指尖方向推，称为清肺经（图4）。频率为每分钟60～100次。

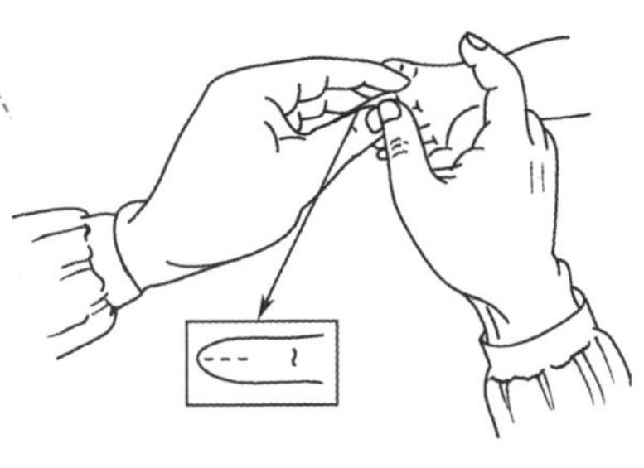

图4 清肺经

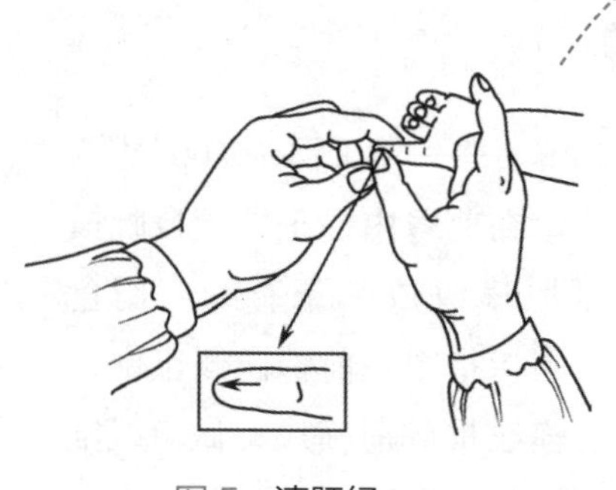

图5　清肝经

食指末节螺纹面为肝经的位置。用拇指或食指在肝经，从指根向指尖方向推，称为清肝经（图5）。频率为每分钟60～100次。

捂囟门法

位置：囟门（前头部）。

方法：家长可以先将双手搓热，然后五指并拢，将温热的手掌轻轻捂在囟门上方，待手掌温度下降，再将双手搓热，再次捂在囟门处，如此反复操作。若是手掌较为温热，可以连续捂10～20分钟，婴幼儿的鼻尖往往就会出汗。或将一块热毛巾反复敷在囟门上。每日捂囟门2～3次。每次10～20分钟。

功效：温散风寒、发汗退热。

主治：感冒初起、微微发热、鼻塞不通、喷嚏时作、鼻流清涕者。

注意：18个月内儿童囟门处尚未完全闭合，应小心谨慎，注意用手掌轻轻捂在上面，不要用力按压，以免伤到囟门内部脑组织。

苏叶水泡脚

组方：紫苏叶 50g。

方法：取紫苏叶放在洗脚盆中，然后加上开水浸泡 3 分钟。焖出药味儿后，再加适量凉水，将水温调到合适温度，然后泡脚 10 ~ 20 分钟即可。或者泡到身体微微发热，出汗亦可。每日 1 ~ 2 次，连续 2 ~ 3 日。

功效：祛风散寒、发汗退热。

主治：外感风寒所致感冒初期，症见鼻塞、流鼻涕、打喷嚏、低热等。

注意：若是鼻塞流涕明显，也可以配合用紫苏叶 3 ~ 5g 放在茶杯里泡水，代茶饮。可以增强散寒通窍的作用。

藿香正气水贴敷肚脐

组方：藿香正气水 1 支（10ml）、酒精棉球 1 个、无菌纱布 1 块、胶布 1 卷。

用法：先将藿香正气水温热，然后用酒精棉球蘸上藿香正气水，放在肚脐处，再用纱布和胶布固定。连续贴敷 2 小时。每日 1 ~ 2 次。连续 1 ~ 3 日。

功效：散寒除湿、发汗退热、止泻止呕、温中止痛。

主治：适用于外感风寒所致鼻塞、流涕、发热、呕吐、腹痛、腹泻等。

注意：若皮肤对酒精或胶布过敏，也可以选择无酒精的藿香正气水或防过敏胶布，以免刺激肌肤。

中成药

中成药可以用感冒清热颗粒，或风寒感冒颗粒，以疏风散寒，解肌退热。

第二阶段：外寒里热感冒

风寒感冒进一步发展，多会“入里化热”，成为外寒内热类型的感冒。外寒里热形象地说，就是“寒包火”。此时既有受寒的症状表现：鼻流清涕、喷嚏、鼻塞。同时也有内热的表现：清鼻涕中有黄鼻涕，咽喉略疼痛，口干口渴，咳嗽吐黄色黏稠痰，大便干，小便开始变黄，等等。此时治疗应寒热并用。既要散寒，又要清热。还要看寒热的比例，风寒表现重，就以疏风散寒为主，解表清热为辅；风热表现重，就以疏风清热为主，解表散寒为辅。

外寒里热食疗方

组方：葛根 15g、金银花 6g、菊花 6g、生姜 5 片、苏叶 6g。

用法：将葛根、金银花、菊花、生姜、苏叶等洗净放入锅内，加水 800ml，煮大约 15 分钟，水煎至 400ml。然后分 2 ~ 3 次服用。

功效：疏风散寒、解肌退热。

主治：本食疗方适用于外寒里热，寒热并存的感冒发热。症见鼻塞、喷嚏、鼻涕清黄相兼、发热、咽喉红肿疼痛者。

小儿推拿法

1. 散寒解表——揉外劳宫 3～5 分钟。
2. 散寒温中——揉一窝风 3～5 分钟。
3. 清热解表——清天河水 600 次。
4. 解表退热——清肺经、清肝经各 300 次。

青蒿浴法

组方：青蒿 100～300g。

用法：3 岁以内用青蒿 100g，3 岁以上用 200～250g，先将洗澡水烧开，加入青蒿后煮沸 1～2 分钟，将锅离火，焖出药味儿，待药汤温度适宜时倒入盆中，温洗患儿全身，洗后穿衣盖被片刻，令出微汗，热退而安，屡获良效。

功效：祛风散寒、疏风清热。青蒿是菊科植物，味苦，性辛寒，归肝、胆、三焦、肾经。具有辛香透散、解毒清热的功效。

主治：适于风寒感冒，外寒里热或风热感冒。因热水温热，可散风寒；青蒿微凉，可散风热。故无论风寒或是风热感冒，都可以用本法治疗。

注意：若有高热不退等急症或重症，需及时就医，切勿延误病情。此时本法仅可作为辅助方法。

按语：广西中医王鉴钧，出身三代中医世家，每遇小儿感冒发热，均喜用青蒿浴法治疗，每每获得良好效果。成人亦效。本法简便有效，小儿易于接受，且无不良反应，值得大力推广。

反馈选摘：

@王×：昨天我家甜馨感冒发烧，用了这个方法，立刻见效了。

@晶×：晚上七点洗的青蒿澡，到十点睡觉都没有流鼻涕和打喷嚏了，真是不错，谢谢老师推荐。

@十一×：我家小儿前晚半夜发烧38.8℃。昨天早上青蒿浴洗一次，睡一觉之后体温变成37.6℃，下午回升到38℃。昨天晚上洗第二次青蒿浴，到了半夜量体温，成了37℃。今天早上已经完全退烧，很是感谢。

中成药

中成药可以选用小柴胡颗粒，适用于外感风寒，郁而化热，寒热并存的感冒。

第三阶段：风热感冒

随着病程的发展，往往会进入第三阶段——风热感冒，即风寒完全化热入里。此时以风热症状表现为主。常见：①发热，流黄鼻涕或者浓鼻涕，喷嚏较少，略有鼻塞。②咳嗽，位置比较深，来自胸腔，声音响亮，咳痰黏稠发黄。③咽喉疼痛。④手脚发热，大便不通、便干、便难，小便黄；舌苔薄黄，舌质红。风热感冒应用疏风清热法治疗。

风热感冒食疗方

组方：葛根 10g、金银花 6g、菊花 6g、桑叶 6g、芦根 6g、生姜 2 片。

加减：若仍有鼻塞，加荆芥穗 6g；咽喉痛再加胖大海 6g。

方法：加水至 600 ~ 700ml，先用大火烧开锅后，再换用小火煎煮 10 分钟即可出锅。煎煮出药液 200 ~ 300ml，然后分成 2 ~ 3 次服下。也可以加适量冰糖或白糖。

功效：疏风清热、解肌退热。

主治：适用于风热感冒，症状表现如发热，流黄鼻涕，咽痛，尿黄，便干，舌红苔黄。

小儿推拿法

1. 清热解表——清天河水 600 次。
2. 解表退热——清肺经、清肝经各 300 次。

3.

退高热——退六腑 500 次。

六腑在前臂尺侧缘（小指侧），从手腕部至肘部，成一条直线。食中指并拢，在前臂尺侧，从肘部向手腕方向做直线推动，称为退六腑（图 6）。频率为每分钟 60 ~ 100 次。适用于小儿高热。

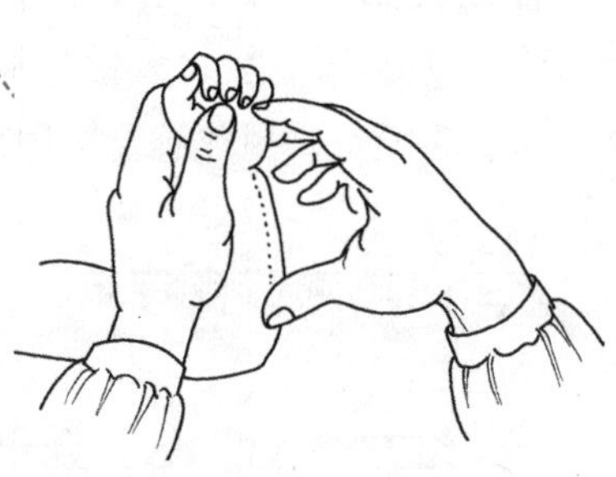

图 6　退六腑

4.

温散表邪——推三关 200 次。

三关在前臂桡侧缘（大拇指一侧），从腕横纹到肘横纹成一条直线。用食中指指腹，在前臂桡侧，从腕横纹向肘关节方向做直线推动，称为推三关（图 7）。频率为每分钟 60 ~ 100 次。推三关也可以温散表邪，有助于退热，同时可以防止退六腑、清天河水等手法过于寒凉。

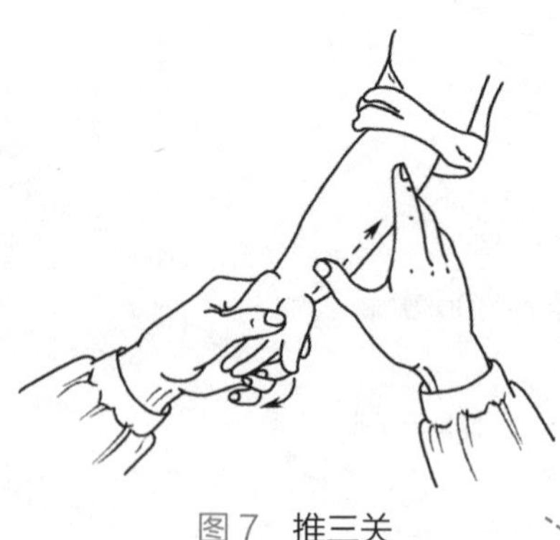

图 7　推三关

薄荷水泡脚法

组方： 薄荷 30g。

方法： 取薄荷，放在洗脚盆中，加上开水浸泡 2 ~ 3 分钟，等水温合适，泡脚 10 ~ 20 分钟。或以身体微微发热，出汗为宜。

功效： 疏散风热、温通经络。

主治： 风热感冒，症见流黄鼻涕、发热、咽痛、咳黄痰、大便干、小便黄等表现。

肚脐贴敷法

取穴： 神阙（肚脐）。

组方： 金银花、连翘、桑叶、芦根、薄荷、牛蒡子、荆芥、淡豆豉、芦根各 5g，冰片 3g。

用法： 共研极细末，放在密闭瓶中备用。每次用 3g，用温开水调成糊状。然后外敷在神阙穴，外用纱布固定，24 小时换药 1 次。

功效： 疏风清热、解表退热。

主治： 小儿风热感冒。

注意： 也可以选用银翘解毒片或桑菊感冒片，研成细末，然后每取适量，用温水或姜汁调成糊状，贴敷在肚脐，外面用胶布固定。

后背刮痧法

选取部位： 后背督脉及两侧膀胱经。

用具： 刮痧板 1 个，温水 1 杯。

方法： ①首先拍痧。即沿着督脉以及两侧膀胱经，用手掌在后背部依次轻拍，此时往往会看到在后背肩胛骨内侧以及其附近区域的皮肤发红，甚至有许多小红点，即痧点。痧点可以单独出现，也可以连成一片。②刮痧。先用手蘸取温水洒在后背，然后用刮痧板沿着督脉，及整个后背膀胱经，从上向下，从里向外用力刮痧，直到后背出现红色痧点为止。

功效： 疏风解表、凉血退热。

主治： 风热感冒，症见发热、鼻流黄涕、全身疼痛、咽喉疼痛、头痛、目痛、大便干、小便黄等。

中成药

需选用可以治疗风热感冒的中成药，如桑菊感冒颗粒（夏桑菊感冒颗粒）、小儿豉翘清热颗粒、复方金银花颗粒等，都可以。若是咽喉肿痛也可以配合小儿咽扁颗粒或复方板蓝根颗粒。

第四阶段：体虚阶段

感冒发热后期，身体正气因为抵抗邪气消耗太大，多会出现气血亏虚。患者常伴有气血亏虚的表现：比如反复发热不退、身体乏力、食欲不振、面色发白、疲劳、两脉无力。也有平素体质偏弱，气血亏虚的患者一上来就是体虚感冒。常见症状为发热，有时甚至是高热不退，或反复发热不退，鼻塞流清涕，手足冰冷，面色发黄发暗，平时身体瘦弱，疲劳乏力，容易感冒生病。

体虚感冒食疗方

组方：葛根15g、苏叶6g、党参6g、菊花6g、生姜3片、大枣（剥开）3个。

方法：加水600～700ml，先用大火烧开锅后，再换用小火煎煮10分钟即可出锅。煎煮出来药液300～400ml，然后分成2～3次服下。也可以加适量红糖。

功效：补益气血、疏风散寒、解肌退热。

主治：用于体虚感冒或者反复感冒发热，或感冒后期，身体气血亏虚的病症。

小儿推拿法

1. 温阳散寒——推三关600次、揉外劳宫5分钟。
2. 清热解表——清天河水500次。
3. 健脾和胃，益气养血——摩腹200次（顺逆各半），补脾经500次，揉板门2分钟。

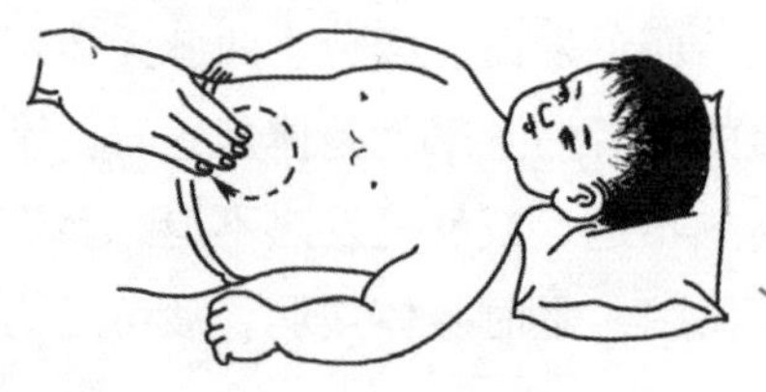
图 8　摩腹

摩腹，可以用手掌放于腹部，先呈顺时针方向摩 100 次，然后逆时针摩腹 100 次（图 8）。若是儿童积食腹胀，大便不通，也可以稍稍用力，带动皮下组织，甚至大肠小肠蠕动，称为揉腹。摩腹可以消食和胃、导滞通便，主治腹胀、厌食、大便秘结等症。

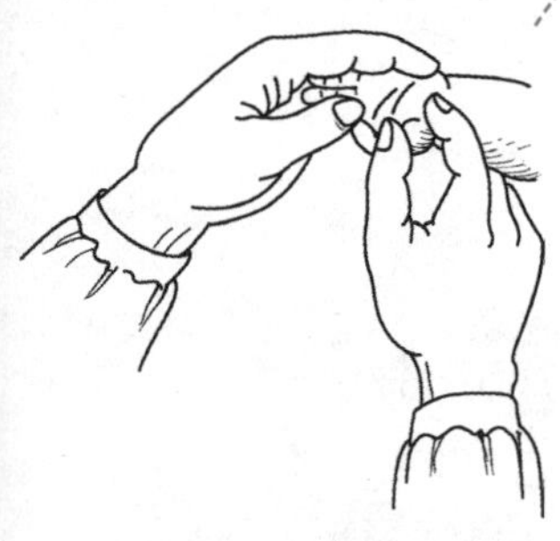
图 9　补脾经

脾经为大拇指桡侧缘或大拇指末节螺纹面。以拇、食二指捏住儿童拇指，使之微屈，再用右手拇指自儿童拇指尖推向拇指根，称为补脾经（图 9）。从拇指根推向指尖，称为清脾经。来回推脾经，称为清补脾经。补脾经可以 500 次。频率大约为 60 ~ 100 次 / 分钟。补脾经可以健脾益气、补益气血。清脾经可以清利脾胃积热。

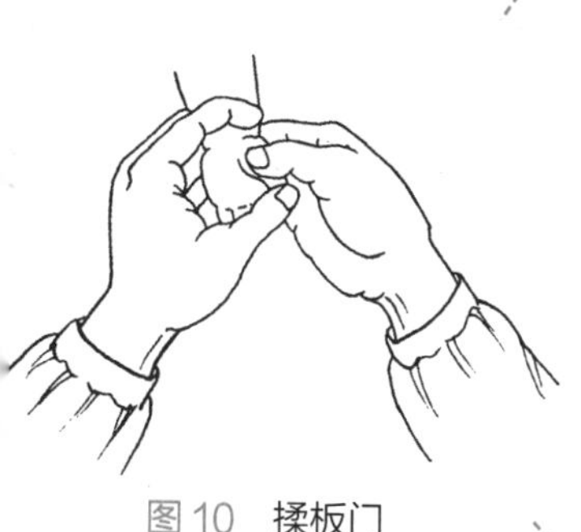
图10 揉板门

板门穴即手掌大鱼际。用拇指端在大鱼际平面的中点上做揉法，称揉板门（图 10）。揉板门具有健脾和胃、消食化滞、除腹胀的功效。

温和灸法

选穴：大椎、风门、肺俞、涌泉穴（图 11）。

大椎在后背正中线上，第七颈椎棘突下凹陷处。大椎穴可以清热解表、温阳益气。

风门在第二胸椎棘突下，旁开 1.5 寸。艾灸风门可以解表通络、止咳平喘。

肺俞在第三胸椎棘突下，旁开 1.5 寸。艾灸肺俞可以调肺气、补虚损、止咳嗽。

用具：艾条 1 根。

方法：先将艾条点燃，医者左手食、中二指置于儿童穴位旁皮肤的两侧，右手持艾条，将艾条悬于距离穴位 10cm 左右的位置，艾灸穴位，以感觉到温热而不烫为宜。并通过左手指

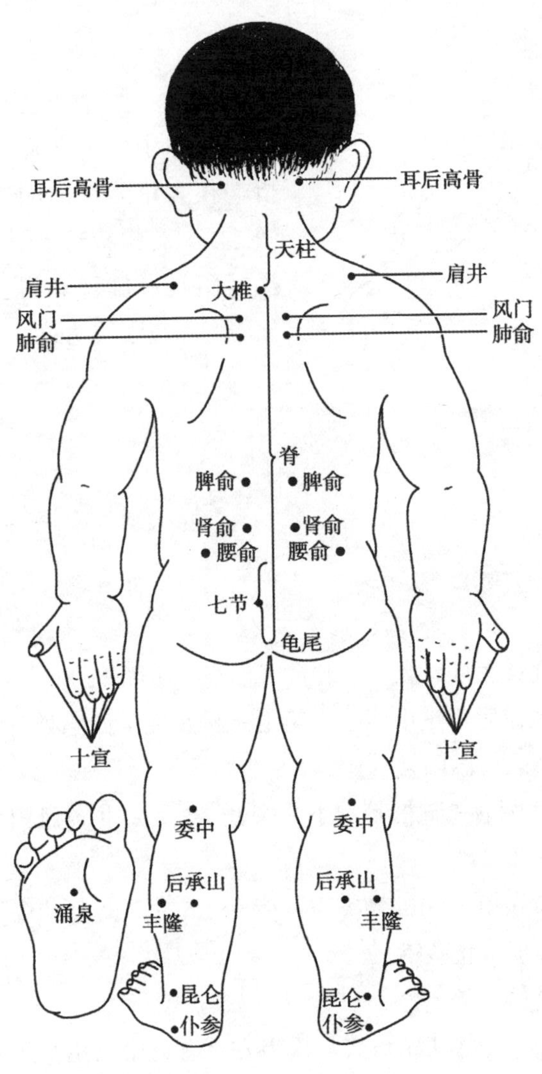
耳后高骨
耳后高骨
天柱
肩井
肩井
大椎
风门
风门
肺俞
肺俞
脊
脾俞
脾俞
肾俞
肾俞
腰俞
腰俞
七节
龟尾
十宣
十宣
委中
委中
后承山
后承山
涌泉
丰隆
丰隆
昆仑
昆仑
仆参
仆参

图 11 背面穴位图

感知艾灸的灼热程度，来调整艾条与皮肤之间的距离。温和灸大椎、风门、肺俞穴各3～5分钟，然后温和灸涌泉2～3分钟。一般每次艾灸15～20分钟，1岁内的孩子每次艾灸5～10分钟就行了，每日灸一次，连续艾灸数日即可。

功效：温和灸法可以通阳散寒、祛风退热、补益气血、降逆止嗽。

主治：主要用于身体气血亏虚造成的感冒发热。

注意：由于儿童不能较好反映艾灸灼热的程度，故需家长辅助，以感知温度高低，并及时调整艾条与皮肤的距离。切勿烫伤。

中成药

中成药选用参苏丸（参苏饮）治疗。参苏丸可以在补益正气的同时，散寒解表。有热退热，有寒祛寒，有虚补虚，比较适于身体气血亏虚所导致的感冒。

第五阶段：康复阶段

本阶段是感冒已基本痊愈，但残留一些小的症状，例如鼻塞不通，流鼻涕，打喷嚏，手脚发凉等。此时应积极治疗残留症状，并预防重感。

鼻塞不通——葱白汤熏鼻

组方：葱白1根。

方法：将葱白切碎，放入小锅内，先用大火煮沸，再换成小火煎煮，让葱白水的蒸汽散出来。然后让宝宝自然呼吸葱白水的蒸汽，以缓解鼻塞症状。

功效： 温通鼻窍、温散风寒。

主治： 感冒或鼻炎、鼻窦炎等导致的鼻塞不通、鼻息不畅。

注意： 应密切观察，防止烫伤。

鼻塞流涕——热敷法

取穴： 大椎穴。

用具： 盐袋（或热水袋）。

方法： 盐袋放在微波炉加热后，将热的盐袋（或热水袋）放在后背大椎穴处，连续敷上 10 ~ 20 分钟，以使身体微微发热，出汗。每次 10 ~ 20 分钟，每日 1 ~ 3 次，对缓解鼻塞不通、流涕等有较好疗效。

功效： 温阳散寒、温通鼻窍。

主治： 用于感冒后期鼻塞，流涕不止。

案例： 一位同事夜间给我发微信："范大夫，打扰您了。孩子（10 个月大）周四时就有点流鼻涕，周五晚上睡觉躺着都不行，鼻子一直不通气。她现在还是鼻塞，刚才喂奶也费劲了，都不怎么喝，估计是堵着嘴，透不过气来。您说这样的情况该怎么办？"我说："这个好办。有两个办法：一是用苏叶 30g 煮水泡泡脚，微微出汗；二是用热水袋热敷后背，微微出汗。"次日下午见到她的时候，她对我说："您这个热水袋热敷后背的方法真管用，我给孩子热敷了半个小时，鼻塞流涕就没有了，特别好。"

注意：防止烫伤。

鼻塞流涕——热姜丝贴脚心

组方：生姜1块。

方法：将生姜切丝，用锅炒干，炒出香味后，将炒好的姜丝放到一个小纱布袋里，再将微热的姜丝纱布袋固定在宝宝脚心，穿上袜子即可。

功效：温散风寒、温通鼻窍。

主治：感冒受寒出现的鼻塞流涕。

注意：姜丝要温度适宜，以免烫伤。

感冒的预防

摩身柱穴防感冒

取穴：身柱穴，在第三胸椎棘突下凹陷处。

方法：用手贴在身柱穴处皮肤上，顺时针或逆时针摩10～20分钟。开始摩时皮肤微热，久则身体发热。

功效：身柱穴是身体强壮要穴。每日晨起摩此穴，可有效预防感冒。

主治：身体体质较弱，容易感冒，或者感冒反复不愈者。

按摩手心、脚心和囟门，预防感冒

选取部位：手心、足心、囟门。

方法：每日早晨起来，轻轻在宝宝的手心、足心搓揉，并用手掌的大鱼际（大拇指掌根部位）放在儿童头顶囟门处，做环形按摩。每日按摩 10～30 分钟。

功效：增强体质，祛风散寒，预防感冒。如《千金要方》所言："小儿虽无病，早起常以膏摩囟上及手足心，甚辟寒风。"

主治：平素体质较弱，容易感冒或感冒反复不愈者。

注意：18 个月内儿童囟门处尚未完全闭合，应小心谨慎，注意用手掌轻轻在囟门按摩，不要用力按压，以免伤到囟门内部脑组织。

日常注意

❶. 饮食注意 感冒期间应多吃清淡、温热食物，多饮热水。少吃辛辣、肉食、油腻等难以消化的食物。

❷. 日常应多穿衣服，防寒保暖 曾遇到一位患者，反复感冒、发热、咳嗽 3 个多月。且每次反复几乎都是因为受寒。然后，我就建议家长不管什么时候都要多穿衣服，多盖被子。尤其是晨起，先穿衣服，再起床，严格执行。果然病症好了以后，就没有再反复。

❸. 伴有食积要消食化积 感冒伴有积食者，多会出现口臭、口苦、腹胀等，此时应配合用大山楂丸或保和丸等消食

化积。

4. 危重病症及时到医院就诊 若是感冒发热持续不退，或者高热不退，或者出现惊风、抽搐、严重腹泻、呕吐、惊厥等严重病症，应及时去医院就诊。

5. 感冒初期为病毒性感染，不能乱用抗生素。

6. 体质弱者或者感冒严重者应及时就诊，不要盲目硬抗 感冒对身体有好和坏两方面影响。一方面可以促进身体的免疫力，另一方面对身体也有很大的伤害。感冒时，病毒、细菌入侵人体，人体免疫系统不能有效防御，就会出现发热、咳嗽等症状表现。此时，发烧并不是坏事，是免疫系统与病菌做斗争的表现。若免疫系统取得胜利，会使人体对这种病菌产生抗体，从这个意义上讲，是提高了人体对这种病菌的免疫力。但是人体若长时间的发烧或高烧，就说明靠自身的免疫力已经不能战胜病菌，此时若不能得到有效治疗，不仅不能提高人体免疫力，还会对人体造成更大的伤害，导致身体虚弱。

故对疾病，有的孩子该抗，有的不该抗。那么，什么样的孩子该抗，什么样的孩子不该抗呢？就看孩子体质强壮不强壮。如果平时身体强壮，病症不严重的话，适当硬抗也有一定的好处。但是也要密切观察，若病症较为严重，或者恢复较慢，也需要及时治疗。若是平时容易生病，体质较弱，或者病症较为严重，则必须及时就医。切忌盲目硬抗。

Tips

感冒注意防食复，不要急着补身体

《红楼梦》贾府主仆一旦病后，多以米汤调养，为何锦衣玉食之家病后不进大补之物，而只以寻常米汤调理？有点医学常识者均知：是为防止食复。

然而，很多家长缺少这方面的知识。在孩子感冒生病时往往吃饭少，故到疾病将要痊愈时，家长就会变着花样给孩子吃，想好好补一补身体。但是，却往往出现病症复发，甚至比以前更加严重。这种情况，中医叫做食复。食复就是疾病初愈阶段，由于脾胃尚虚，饮食过量，吃生冷、辛辣、油腻、肉食、鱼虾海鲜等不易消化的食物，导致疾病复发。

中医认为感冒、发热、腹泻等病证初愈，此时身体正气亏虚（脾胃亏虚），余邪未尽，即“炉烟虽熄，灰中有火”。此时若不注意饮食，暴食暴饮，则容易加重脾胃负担，导致正气愈加亏虚；若嗜食辛辣则容易辛辣助阳，助长火势，导致再次发热；若食入过多油腻肉食，“灰中有火”，则油腻遇火，容易死灰复燃，再次发热。如《素问·热论》所说：病热少愈，食肉则复，多食则遗。

如何防止食复呢？具体如下：

1. 饮食宜清淡以养脾胃。一是应当清淡饮食，多喝小米粥或大米粥等容易消化的食物；二是适量饮食，别太多、太猛，避免暴食暴饮；三是不要太辣、太咸、太油腻，不吃肉食、鱼虾海鲜等。

2. 注意防寒保暖。多穿衣服，多吃热粥热饭，不吃凉（温度低）的食物。

3. 饮食量应从少到多，质地宜从稀到浓，从易消化至正常饮食，切忌强食，待胃气复苏，饮食渐香，直至能正常饮食。

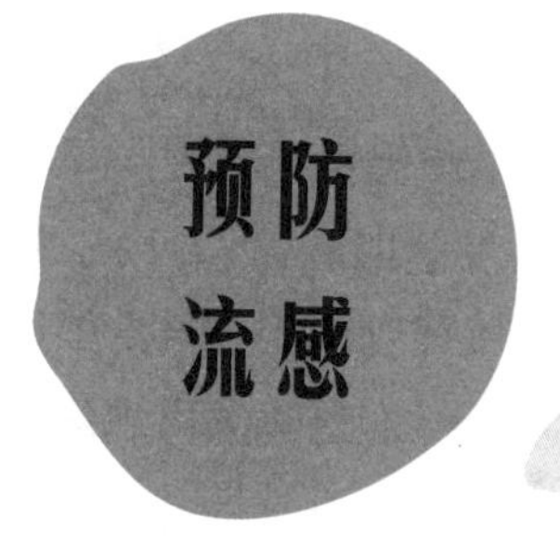

预防流感

流感，即流行性感冒，是流感病毒引起的急性呼吸道感染，典型的临床症状是：急起高热、全身疼痛、显著乏力和轻度呼吸道症状。流感具有发病急，病情重（急起高热，多在39℃以上，且反复不退），传染性强，传播速度快，全身症状如肌肉酸痛、头痛、腹痛、咽喉红肿疼痛等明显。多数有2～4天的潜伏期。

中医将流感称之为时行病、疫病。预防流感多是从内、外两方面着手。内是提升身体正气，提高免疫力，增强对疾病的抵抗力。外是用清热解毒、散寒化湿等方法，以祛除外邪。

预防流感食疗方

组方：新鲜芫荽20g、葛根20g、山药20g、鱼腥草20g、生姜1片、大枣（剥开）1个。容易积食者加焦三仙（焦山楂、焦神曲、焦麦芽）各10g。

用法：先把葛根、山药、鱼腥草、生姜、大枣一起放入陶瓷锅或不锈钢锅内，加水800～1000ml，用大火烧开，再改小火煎煮20分钟，然后再将芫荽放进去，煎煮1分钟左右，待香气大出即可。

方解：①芫荽别名香菜、胡荽等，味辛性温，入肺、胃经，具有发表透疹、醒脾健胃的功效。《本草纲目》认为其“辛温香窜，内通心脾，外达四肢”，有助于驱散外邪。②葛根辛甘凉，归肺胃经，可以药食两用，具有解肌退热、透疹、生津止渴、升阳止泻的功效。能退流感出现的高热。③山药、生姜和大枣能健脾益气、补益气血，提升身体正气，提高免疫力，增强对疾病的抵抗力。④鱼腥草性寒凉，归肺经，可药食两用，具有清热解毒、利尿消肿的功效，常用于治疗肺炎、肺脓疡等肺部疾病。

功效：健脾益气、解肌退热。

主治：用于预防流感。

叮嘱：①1岁以内的孩子，每次可以服用10～30ml；1～2岁的孩子，每次可以服用30～50ml；2～3岁的孩子，每次可以服用50～100ml；4～6岁以上的孩子，每次可以服用100ml以上。②每日服用2～3次。像喝茶那样小口频服，也可以放糖。体质偏寒放红糖，体质偏热放白糖或冰糖。③饭前饭后服用均可，须与吃饭间隔 30 分钟以上。

防治流感简易药方

组方： 野菊花、蒲公英、芦根各10g，生姜1片，大枣（剥开）1个。

用法： 水煎 20 分钟，内服。

方解： 野菊花有良好的清热解毒功效。蒲公英可以清热解毒、消肿散结，常用于治疗热毒壅盛之感冒，咽喉肿痛等。芦根甘寒，可以清热泻火、生津止渴、利尿。生姜、大枣可以固护脾胃。诸药合用，可以起到防治流感的目的。

功效： 清热解毒、生津止渴。

主治： 用于预防流感。

小儿推拿法

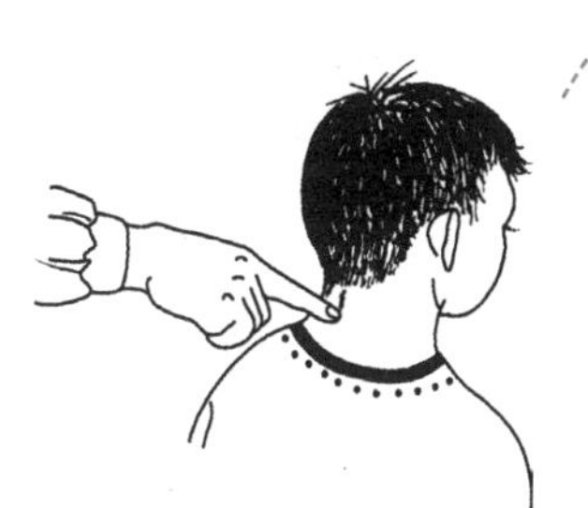

图 12 揉大椎

1. 益卫固表——揉大椎穴、揉一窝风各 3 ~ 5 分钟。
大椎穴在后背正中线上，第七颈椎棘突下凹陷处。用中指端揉大椎穴称为揉大椎穴（图 12），可以温阳益气、解表清热。

2. 清热养阴——清肺经、清天河水、揉涌泉各 3 ~ 5 分钟。

涌泉穴在足底，当足趾跖屈时（脚内扣）呈凹陷处。可以用拇指压按涌泉穴，然后顺时针或逆时针旋转按揉，称为揉涌泉（图 13）。频率为每分钟 50 ~ 100 次。揉涌泉可以补益肾气、滋阴清热。

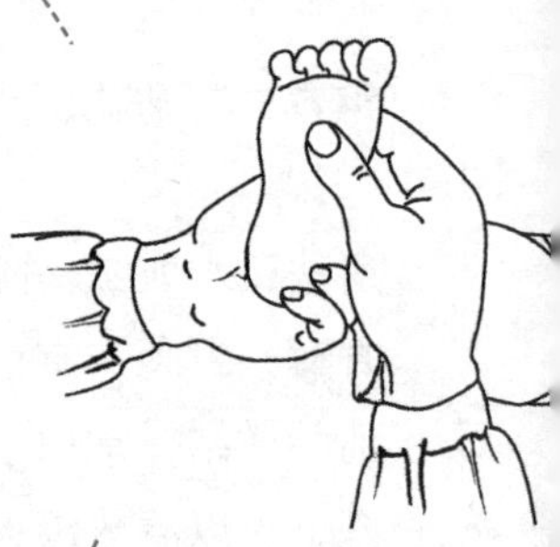

图 13　揉涌泉

3. 健脾益气——补脾经 3 ~ 5 分钟。

以拇、食二指捏住儿童拇指，使之微屈，再用右手拇指自儿童拇指尖推向拇指根，称为补脾经。补脾经频率大约为 60 ~ 100 次 / 分钟。补脾经可以健脾益气、补益气血。

预防中成药

流感期间的预防也非常重要。可以将玉屏风散（颗粒）和生脉饮口服液这两种中成药合用。玉屏风散（颗粒）可以祛风散寒、益卫固表。生脉饮口服液可以补气生津、养阴润燥。两者合用，能增强体质，提高免疫力和抵抗力，以达预防流感之目的。

日常注意

1. 注意室内空气流通。少去人多拥挤的公众场所，如商场、超市等。

2. 饮食宜清淡。少吃难以消化的食物以及辛辣等发物。

3. 注意防寒保暖。

4. 多锻炼身体，增强体质，提高免疫力。

Tips

注意鉴别流感与普通感冒

很多家长有疑问：也没见孩子鼻塞，流鼻涕，打喷嚏，怕冷等情况，怎么一上来就是高烧不退了呢？这种情况大多属于流感。

流感的特点是：发病急，病情重（急起高热，多在39℃以上，且反复不退），传染性强，传播速度快，全身症状（如全身肌肉酸痛、头痛、腹痛、咽喉红肿疼痛等）明显。

普通感冒一般病情较轻，常见鼻塞、喷嚏、流鼻涕、打喷嚏、怕冷、低热等症状，全身症状不明显，一般也不会传染。

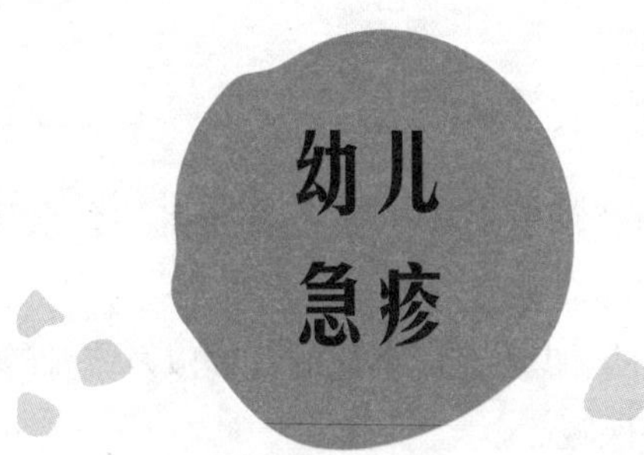

幼儿急疹又称婴儿玫瑰疹，是婴幼儿常见的一种急性发热、发疹性疾病，由人类疱疹病毒 6、7 型感染引起。其发病特点是疹出热退，即发热 3～5 天后热度突然下降，皮肤出现玫瑰红色的斑丘疹，随后病情减轻，乃至痊愈。皮疹多不规则，为小型玫瑰斑点，也可融合一片，压之消退。出疹顺序先见于颈部及躯干，很快遍及全身，腰部及臀部较多。皮疹在 1～2 天内消退，不留色素斑。该病在出疹前可有呼吸道或消化道症状，如咽炎、腹泻，同时颈部周围淋巴结普遍增大。这对幼儿急疹的诊断很有意义。

葛根芫荽粳米粥

组方：葛根 30g、芫荽 30g、粳米（大米的一种，也可以用大米代替）50g。

用法：先加水将葛根、大米煮成粥，然后再加芫荽煎煮 1 分钟左右，待香气大出即可。每日吃 1～2 次。

功效：清热、透疹。

主治：适用于幼儿急疹出疹期，帮助出疹子。

食疗方

组方： 金银花 6g、蝉蜕 6g、淡豆豉 6g、葛根 6g、竹叶 3g、甘草 3g。

用法： 水煎 20 分钟。内服。

功效： 疏风清热、解肌透疹。

适应证： 用于幼儿急疹发热，疹子或出或未出。

小儿推拿法

1. 清热透疹——清肺经、清天河水、退六腑各 600 次。
2. 通利二便——清大肠、清小肠、推三关各 200 次。

大肠在食指桡侧缘，自食指尖到虎口成一条直线。医者用拇指螺纹面，从虎口直推至指尖，称清大肠。清大肠 200 次，频率为每分钟 60 ~ 100 次。

小肠在小指尺侧边缘，自指尖至指根成一条直线。医者用拇指螺纹面，自指根直推至指尖，称清小肠。清大肠 200 次，频率为每分钟 60 ~ 100 次。

3. 养阴生津——揉涌泉 3 分钟。

退热浴

组方： 青蒿、藿香各 20g，柴胡、薄荷、升麻、金银花、连翘、桑叶、荆芥穗各 15g，蝉蜕 10g。

用法： 将上药放入锅内，加水 3000 ~ 5000ml，提前泡 30

分钟，大火烧开锅后换用小火煎煮5分钟左右即可。待药液温度下降到38～40℃，放入浴盆内，然后将患儿放入浴盆。用毛巾蘸药液，从颈项部洗浴全身15～20分钟。洗浴后应马上穿衣服，防止受寒。每日1～2次。药液可以反复使用2～3天。

功效：疏风清热，透疹退热。

主治：幼儿急疹，症见发热、出疹，或疹出不透者。

注意：①防止烫伤。②洗浴后尽量避风寒，不要让空调直吹，不要在风口处吹风。

外洗方

组方：浮萍、地肤子、荆芥穗各30g。

用法：水煎外洗。将上药放入锅内，加水3000～5000ml，提前泡30分钟，大火烧开锅后换用小火煎煮20分钟左右即可。待药液温度下降到38～40℃，用毛巾蘸药液，在患儿局部出疹子瘙痒处擦洗15～30分钟。每日2～3次。药液可以反复使用2～3天。

功效：疏风止痒、透疹外出。

主治：用于幼儿急疹局部皮肤瘙痒。

外涂法

组方：花生油50g、薄荷30g。

用法：将花生油煮沸后停止煎煮，加上薄荷30g，并搅拌均匀。待到花生油完全冷却以后，去渣，用油涂抹皮肤。每日涂抹皮肤2～3次。

功效： 透疹止痒。

主治： 用于幼儿急疹局部皮肤瘙痒。

来源：《朱锦善儿科临证50讲》。

日常注意

1. 幼儿急疹期间，应多注意卧床休息，空气流通。
2. 减少外出，不要剧烈活动，注意与其他儿童隔离。
3. 适量多饮热水，避免接触或饮用冷水、冰水。
4. 饮食宜清淡。

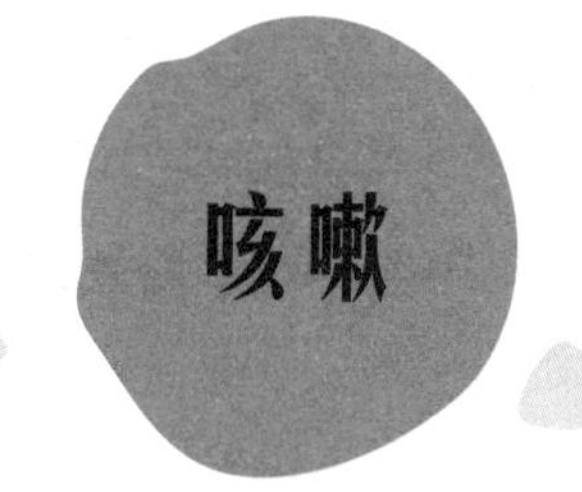

咳嗽

咳嗽是由多种内、外因素引起，以咳嗽、咳痰为主要症状表现的一种常见病。咳嗽既是多种疾病中的症状表现，也是一种独立的疾病。常见于西医学中的急性支气管炎、慢性支气管炎、支原体肺炎、过敏性气管炎、肺炎等。

中医认为咳嗽大体可以分为五个阶段。第一阶段，也是咳嗽初起阶段，多因外感风寒所致。第二阶段，是外寒里热阶段。即感受风寒以后，出现郁而化热，然而寒气未完全散去，从而形成外寒里热，也称之为“寒包火”。第三阶段是里热、阴亏阶段。也就是风寒完全化热，形成肺热、阴亏。第四阶段是气血亏虚阶段。即病症较久，导致身体气血亏虚。多是脾胃气血亏虚。第五阶段是肾阳亏虚阶段。多因咳嗽迁延不愈，出现肾气不足、肾阳亏虚。此时咳嗽需要补肾气、温肾阳，并预防外邪。

第一阶段：风寒咳嗽

“寒为百病之始”。咳嗽亦然，初期也多因外感风寒。如不慎吹风着凉，天气忽冷忽热，或过食冷饮、汗出浴风、夜间蹬被等，都会导致受寒。常见症状有：咳嗽、咳痰、鼻塞、流清涕、打喷嚏、手脚发凉，舌苔白厚腻等。

风寒咳嗽小验方

组方：生姜 5 片、甜杏仁 6g、淡豆豉 6g、生甘草 6g、陈皮 6g、红糖适量。

用法：最好选用陶瓷锅（也可以用不锈钢锅代替），将生姜切成片，同药一起放入锅中，加水 800ml，先泡半个小时以上，用大火烧开后再换用小火煎煮 10 分钟就出锅（不要久煎）。煎煮出来大约 400ml，然后放入红糖，代茶饮。只煎一次。1 岁以内，可以每次服用 10 ~ 30ml，1 ~ 2 岁每次 50ml 左右，3 ~ 5 岁每次 50 ~ 100ml，6 岁以上每次服用 100ml 以上。每日服用 2 ~ 3 次。如喝茶状，小口频服。

方解：本法宗《伤寒论》麻黄汤之义。用生姜、豆豉、红糖温散风寒；甜杏仁宣肺止咳；甘草和中缓急，清除内热；陈皮化痰湿。

功效：疏风散寒、宣肺止咳。

主治：用于小儿风寒咳嗽：鼻塞、流清涕、怕冷、咳声重、咽痒、痰稀白、舌淡苔白。

注意：①亦可加白糖或冰糖服用，口感会好一些。②饭前、饭后均可，须与吃饭间隔30分钟以上。③吃完以后睡一觉，盖被出微汗，则病症很快就会缓解。

大蒜片贴敷法

取穴：大椎、肺俞、涌泉。

组方：大蒜。

方法：将大蒜切成薄片，然后贴在两侧脚心涌泉、大椎、两个肺俞穴。连续贴一个晚上，咳嗽就会好很多。

功效：温肺散寒、止咳。

主治：风寒咳嗽。

注意：若是孩子小，脚底皮肤容易起疱，也可以贴敷2小时取下。

小儿推拿法

1. 温肺散寒——推三关500次，揉外劳5分钟。
2. 宣肺止咳——清肺经500次，分推肩胛骨200次。

用两拇指分别自肩胛骨内缘由上而下做分推，称为分推肩胛骨。分推肩胛骨可以调肺气，止咳嗽。频率为每分钟50～60次。

3. 凉血清热——清天河水200次。

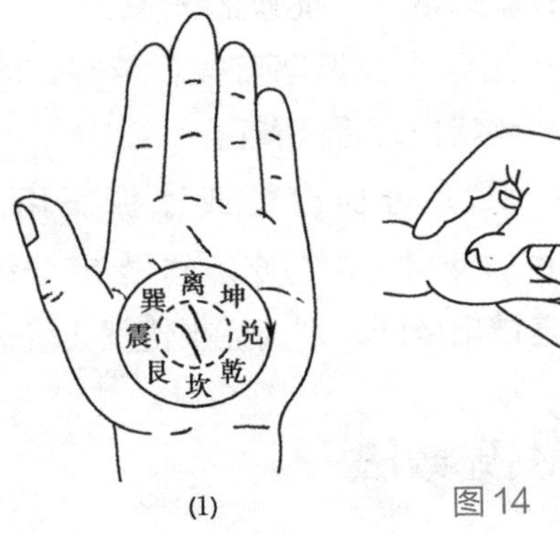

图 14　运内八卦

4.

行气化痰——顺运内八卦 200 次。

以掌中心为圆心，以圆心至中指根横纹距离的 2/3 为半径，画一圆圈，八卦穴即在此圆圈上（对小天心者为坎卦属北，对中指者为离卦属南，在拇指侧离至坎半圆的中点为震卦属东，在小指侧半圆的中点为兑卦属西，西北为乾卦，东北为艮卦，东南为巽卦，西南为坤卦），共八个方位，即乾、坎、艮、震、巽、离、坤、兑。用左手大拇指压住儿童离卦，右手大拇指指腹自乾向坎运至兑为一遍，在运至离时轻轻而过，称顺运八卦，又称运内八卦（图 14）。顺运内八卦具有宽胸理气、止咳化痰、行滞消食的功效。频率为每分钟 60 ~ 100 次。

后背热敷法

用具：盐袋或热水袋。

方法：盐袋放在微波炉内加热，或用热水袋，随后将之放在后背，连续热敷20~30分钟，以使身体发热，微微出汗为宜。每日1~2次，连续数日。

功效：温散风寒、温肺止咳。

主治：本方法对风寒咳嗽有较好疗效。

注意：防止烫伤。患儿热敷后背，容易口渴，注意喝适量热水。不喝冷水。

艾灸止咳法

取穴：大椎、肺俞、风门、迎香、印堂穴。

用具：艾条。

方法：艾条悬起灸大椎、肺俞、风门穴20~30分钟。若鼻塞、流清涕、打喷嚏可增加艾灸迎香、印堂穴各2分钟。

功效：温散风寒、温肺止咳。

主治：本方法对风寒咳嗽有较好疗效。

注意：防止艾灸过程中烫伤。艾灸后背容易致口渴，注意喝适量热水。不喝冷水。

蒸汽吸入法

组方：苏叶、麻黄、薄荷、陈皮各10g，甘草6g，生姜

5片。

用法：将上述中药放在带嘴的药壶中，或者直接放入水壶中，加上水，置于火炉上，待水烧至冒出蒸汽时，用口或鼻孔对着壶嘴冒出的蒸汽，一口一口地吸入。每次持续20～30分钟，一日2～3次。一服药可以用2日。

功效：温肺散寒、止咳。

主治：本法非常适合风寒导致的咳嗽。

注意：应密切观察，切勿烫伤。

中成药

可以选用通宣理肺口服液（丸），以治疗风寒咳嗽。

第二阶段：外寒里热咳嗽

外寒里热咳嗽的原因是：寒气仍外束于肺，部分风寒却入里化热，引起肺热，从而形成外寒里热的咳嗽，也常常称之为“寒包火”咳嗽。临床上既有外寒的表现：鼻塞、流清鼻涕或鼻涕量多，手脚发凉，舌苔发白；也有肺热的表现：咳嗽、黄稠痰或痰少而黏，口略干渴，小便黄，大便干，舌质略红。对其治疗需外散风寒，内清里热，兼以养阴化痰，健脾化湿。

外寒里热小验方

组方：生姜5片、甜杏仁6g、浙贝6 g、陈皮6 g、大枣（剥开）3个、红糖适量。

用法：最好选用陶瓷锅，将生姜切成片，同药一起放入锅中，加水800ml，先泡半小时以上，用大火烧开后再换用小火煎煮15分钟就出锅（不要久煎）。煎煮出来大约400ml，放入红糖，代茶饮。只煎一次。1岁以内，可以每次服用10～30ml，1～2岁每次50ml左右，2岁以上每次50～100ml，3岁以上每次服用100ml以上。每日服用2～3次。如喝茶状小口频服，加红糖服用，口感会好一些。饭前饭后均可，须与吃饭间隔30分钟以上。吃完以后睡一觉，出出汗，很快就会好很多。

功效：外散风寒、内清里热、化痰止咳。

主治：小儿外寒里热咳嗽。

丁桂儿脐贴妙用止咳嗽

取穴：大椎、肺俞、涌泉。

方法：将丁桂儿脐贴在大椎、两侧涌泉穴、两侧肺俞穴，各用一贴。对症的话，一晚即可见效。

功效：温经散寒、通络止咳。

主治：儿童风寒咳嗽或者外寒里热咳嗽，尤其是夜间咳嗽甚者更为适宜。

注意：若是孩子小，怕皮肤起疱，贴敷2小时左右即可。连续贴1～3天，若仍不见效果，就不要再贴了，改用其他方法。

小儿推拿法

1. 温肺散寒——推三关500次，揉外劳3分钟。

2. 宣肺止咳——清肝经 500 次，分推肩胛骨 100 次。
3. 清热凉血——清天河水 500 次。
4. 养阴化痰——顺运内八卦 200 次。

中药贴敷法

取穴：肺俞、大椎、涌泉。

组方：黑附子 10g、丁香 10g、肉桂 10g、荜茇 10g、干姜 10g、炒杏仁 6g。

用法：研成细末，装瓶备用。用时可以用姜汁调成糊状，先轻揉肺俞、大椎，使穴位皮肤微微发红，然后贴上，外面用纱布固定。晚上可以配合贴在涌泉穴。

主治：适用于外寒里热咳嗽或虚寒咳嗽（略有黄痰，白多黄少）。

蒸汽吸入法

组方：金银花 15g，苏叶、麻黄、薄荷、陈皮各 10g，冰片 4g（将冰片分为 4 份，每次药液煮沸时放入 1g），甘草 6g。

用法：将上述中药放在带嘴的药壶中，或者直接放入水壶中，加上水，置于火炉上，待水烧至冒出蒸汽时，用口或鼻孔对着壶嘴冒出的蒸汽，一口一口地吸入。每次持续 20 ~ 30 分钟，一日 2 ~ 3 次。一服药可以反复使用 2 日。

主治：本法非常适合治疗外寒里热的咳嗽，疗效显著。

注意：切勿烫伤。

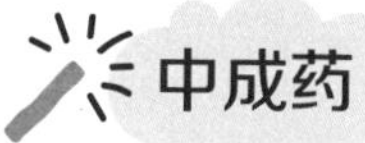

中成药

可以选用通宣理肺口服液，或是小柴胡颗粒。

第三阶段：里热阴亏

风寒完全化热以后就是肺热、阴亏咳嗽。症见咳嗽，咽喉红肿疼痛，痰黄量多、黏稠，或者出现胸闷、烦躁、易怒等肺热表现。也有人每到秋季，感受燥热之邪而出现燥热阴亏之咳嗽，多伴有口干、鼻干、咽干、口渴、小便发黄、大便干结等症状，即肺热阴亏的表现。

粳米竹沥饮

组方：粳米100g、鲜竹沥20ml。

用法：将粳米炒香，然后加水适量，放于豆浆机研磨成浆，每次用一半，兑入竹沥10ml，服用即可。每日2次，连续数日。

方解：本方粳米益脾胃。鲜竹沥能清热化痰，常用于肺热咳嗽，痰多，气喘胸闷，以及中风舌强，痰涎壅盛，小儿痰热惊风。

功效：清热化痰、除烦止咳、健脾益气。

主治：肺热及痰热咳嗽。

来源：《圣济总录》。

一味芦根饮

组方：鲜芦根100g（或干芦根50g）。

用法：水煎，内服。

功效：清热泻火。

主治：肺热咳嗽，咳吐黄痰、黏稠，难以咳出者。

案例：一位患者，咳嗽21日，咳吐黄痰，黏稠，量稍多。予以鲜芦根100g治疗，两三日后，咳嗽、咳痰基本痊愈。

按语：芦根入药始载于《别录》。鲜芦根又称为活水芦根。芦根甘寒，归肺、胃经，具有清热泻火、生津止渴、除烦止呕、利尿作用，常用于治疗肺热咳嗽，咳吐黄痰、黏稠，难以咳出者。《医学衷中参西录》对其论述曰："苇之根居于水底，其性凉而善升，患大头瘟者，愚常用之为引经要药，是其上升之力可至脑部，而况于肺乎？且其性凉能清肺热，中空能理肺气，而又味甘多液，更善滋养肺阴……皆可以鲜芦根代之也。"若是无鲜芦根，也可以用干芦根代替。二者相比，鲜芦根治疗肺热咳嗽的疗效更好。

肺热阴亏小验方

组方：甜杏仁6g、金银花6 g、芦根6 g、麦冬6g、陈皮6g、冰糖适量。

用法：最好选用陶瓷锅（也可以用不锈钢锅代替），将药一起放入锅中，加水800ml，先泡半小时以上，用大火烧开后再换用小火煎煮10分钟就出锅（不要久煎）。煎煮出来大约400ml，然后放入冰糖，代茶饮。只煎一次。1岁以内，可以每次服用10～30ml，1～2岁每次50ml左右，2岁以上每次50～100ml，3岁以上每次服用100ml以上。每日服用2～3次。如喝茶状小口频服，加白糖或冰糖服用，口感会好一些。饭前饭后均可，须与吃饭间隔30分钟以上。吃完以后睡一觉，出出汗，很快就会感觉好很多。

功效：清肺养阴、化痰止咳。

主治：小儿肺热阴亏咳嗽。

夜咳验方——豆豉梨

每年到了秋季，由于秋燥会直接伤肺阴，出现燥热伤阴的咳嗽。有的孩子一到夜里就咳嗽，可用夜咳验方——豆豉梨。

组方：淡豆豉（药店有售）6g、梨1个，冰糖适量。

加减：鼻塞、流清涕加生姜2片；痰多加陈皮6g。

用法：将梨切成小块，放入锅中，开锅后小火煎煮10分钟即可。然后加上适量冰糖。代茶饮。

功效：养阴止咳。

主治：肺阴亏损出现的咳嗽，症见干咳无痰，痰少而黏。

按语：不少家长谓梨性寒，不敢给孩子吃，并以孩子吃后拉肚子为例说明。我在此澄清一下：首先，梨性凉，不是寒。凉是秋天凉爽的凉，不是冬天寒冷的寒。其次，吃梨后腹泻是因为少淡豆豉。淡豆豉性温，可将梨汁如喷雾一样均匀温散在肺胃，滋润肺胃，避免梨汁径直往肠胃走，引起腹泻。

川贝炖梨

组方：川贝 3g、梨 1 个，冰糖适量。

用法：将川贝和梨切成小块，放入锅中，开锅后小火煎煮 10～15 分钟即可。然后加上适量冰糖。代茶饮。

功效：养阴润肺、化痰止咳。

主治：本法用于秋季感冒燥热以后，肺的津液亏损，导致的燥咳，即秋季出现的干咳无痰，或痰少而黏，或夜间低热。

小儿推拿法

1. 清泄肺热——退六腑、清天河水各 500 次。
2. 宣肺止咳——清肺经 500 次，分推肩胛骨 100 次。
3. 养阴化痰——补肾经、揉涌泉 5 分钟。

肾经在小指末节螺纹面。用推法，自小指尖推至掌根为补，称补肾经。频率为每分钟 60～100 次。

肚脐贴敷法

组方：草决明 90g，莱菔子 30g。

用法：共捣为末。每次取 5g 左右，用温水调成糊状，贴敷肚脐，外用纱布等固定。

功效：清热化痰。

主治：肺热咳嗽之口干、口渴、咽喉肿痛、咳痰黏稠而黄、大便干结、小便黄等。

里热阴亏蒸汽方

组方： 金银花、薄荷、蒲公英各30g，南沙参、麦冬、陈皮各15g，冰片4g（将冰片分为4份，每次药液煮沸时放入1g），甘草6g，生姜5片。

用法： 将上述中药放在带嘴的药壶中，或者直接放入水壶中，加上水，置于火炉上，待水烧至冒出蒸汽时，用口或用鼻孔对着壶嘴冒出的蒸汽，一口一口地吸入。每次持续20～30分钟，一日2～3次。一服药可以反复使用2日。

功效： 清肺热、养肺阴、止咳嗽。

主治： 本法对肺热咳嗽有显著疗效。

注意： 蒸汽吸入治疗过程中，应密切观察，切勿烫伤。

中成药

黄痰多就用复方鲜竹沥口服液；口干、口渴用川贝枇杷膏；肺热重用肺热咳喘口服液。

第四阶段：脾虚痰湿

咳嗽时间较久，就会损伤脾胃气血，痰湿增多。常常见到咳吐白痰或黄痰，量多。伴有说话声音低微无力，容易疲乏劳累，儿童平时总让抱着，经常躺床上，不爱动，走路和站立等容易弯腰驼背，平素容易食积，食欲不振等一派脾胃气血亏虚的表现。

白萝卜蒸饴糖

组方：白萝卜 500g、饴糖 30g。

用法：将白萝卜捣烂，绞取汁液，盛碗中，加饴糖 30g，蒸化，趁热徐徐饮用。

功效：清热化痰、补益脾胃、润肺止咳。

方解：本方取萝卜清热化痰；饴糖既可以补益中焦脾胃，又可以润肺止咳。两者合用，适用于痰热咳嗽，伴有脾胃气血亏虚者。

主治：用于顿咳或痰热咳嗽，咽干口渴。

来源：《本经逢原》："治大人小儿顿咳不止：白萝卜捣汁一碗，饴糖五钱。蒸化，趁热缓缓呷之。"

按语：饴糖既是食品，也是一味传统中药，性味甘、温，归脾、胃、肺经，临床主要用来补脾益气、缓急止痛、润肺止咳，治疗脾胃气虚、中焦虚寒、肺虚久咳、气短气喘等。《日华子本草》也曾言饴糖："益气力，消痰止嗽，并润五脏。"

脾虚痰湿咳嗽小验方

组方：甜杏仁 6g、山药 30g、牛蒡子 6g、生姜 3 片、大枣（剥开）3 个，红糖适量。

用法：将药一起放入锅中，加水 1000ml，开锅后，小火煎煮 20 ~ 30 分钟，或直到山药成粥。若是婴儿，则可以将药汁放入奶瓶里。1 岁，可以每次服用 10 ~ 30ml，1 ~ 2 岁每次 50ml 左右，2 岁以上每次 50 ~ 100ml，3 岁以上每次服用 100ml 以上。

每日服用2～3次。如喝茶状小口频服，也可以加白糖或冰糖服用，口感会好一些。饭前饭后均可，须与吃饭间隔30分钟以上。

功效：健脾益气、化痰祛湿、宣肺止咳。

主治：本方主治肺脾亏虚咳嗽，症见咳声无力，疲劳乏力，食欲不振等。

小儿推拿法

1. 温脾补肺——推三关、补脾经各500次，揉外劳宫3分钟。
2. 宣肺止咳——清肺经300次，分推肩胛骨100次。
3. 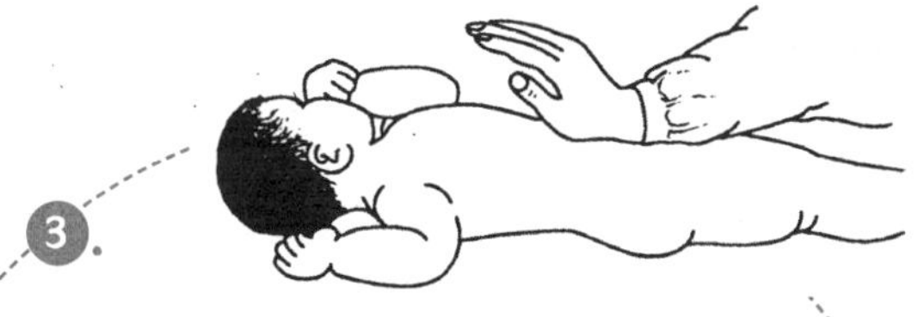

图15 揉中脘

和胃化痰——顺运内八卦500次，揉中脘5分钟。

中脘穴在肚脐正中直上4寸，即肚脐与胸剑联合连线的中点。用拇指或中指端点揉中脘穴，称为揉中脘（图15），具有健脾化痰、和胃消食的功效，常用于治疗脾胃病症，如食欲不振、泄泻、腹胀、呕吐、腹痛等。

肚脐贴敷法

组方：吴茱萸15g、肉桂30g、丁香15g、冰片1g。

用法：将上药共研成末，装入密封瓶内备用。北方患者在白露节后，南方患者在寒露节后取药粉适量填入肚脐中，以肚脐填满为度，外用胶布固定。2～3日换药1次，10次为一个疗程。每疗程之间，可间隔5～7天，连贴4～6个疗程，直到次年春暖花开。

功效：温散风寒、温补阳气。

主治：用于肺脾气血亏虚所致的寒湿咳嗽。

脾虚痰湿蒸汽方

组方：苏叶、麻黄、陈皮、薄荷、党参、法半夏、杏仁各10g，五味子、甘草各6g，生姜5片，冰片2g（将冰片分为4份，每次药液煮沸时放入0.5g）。

用法：将上述中药放在带嘴的药壶中，或者直接放入水壶中，加上水，置于火炉上，待水烧至冒出蒸汽时，用口或用鼻孔对着壶嘴冒出的蒸汽，一口一口地吸入。每次持续20～30分钟，一日2～3次。一服药可以反复使用2日。

功效：温散风寒、温肺止咳。

主治：脾虚痰湿咳嗽。

注意：蒸汽吸入过程中，密切观察，切勿烫伤。

中成药

需要用健脾益气的中药，例如八珍汤、八珍粉、香砂六君子、参苓白术散，等等。

第五阶段：肾阳亏虚

第五个阶段是肾阳亏虚阶段。即咳嗽日久、久咳久喘，导致肾气肾阳出现亏虚。临床上常见久咳、手脚发凉、体力差、容易感冒和怕风怕冷、遇风就喷嚏连天、常流清涕或鼻涕量多、面色发白、纳差、容易腹痛、遗尿，甚至出现发育迟缓（身高偏低，体重偏低）、枕凸、阴囊松弛、记忆力减退、学习感到吃力，舌淡苔白腻等。此时须温补肾阳。

双仁糊

组方：甜杏仁、胡桃仁各100g。

用法：将甜杏仁、胡桃仁微炒，放一起捣碎，研成细末。每次取10～15g，加适量蜂蜜或白糖，再用开水冲服。每日2次。连续服用1～2周。

功效：滋养肺肾、止咳平喘。

主治：用于久患喘咳，肺肾两虚，干咳无痰，少气乏力等。亦可用于阴血虚亏，肠燥便秘。

来源：《杨氏家藏方》。

甘草干姜汤

组方：炙甘草 10g、干姜 5g。

加减：若呕吐加苏子6g、陈皮6g；若大便溏稀加白扁豆、莲子各 6g；大便干加胖大海 6g。

用法：水煎 30 分钟。

功效：温肺化饮、温补脾胃、散寒止咳。

主治：肺胃虚寒，症见体质虚弱，容易感冒咳嗽，咳吐白痰或痰涎，量多清稀，食欲不振，自汗出，小便频数，遗尿，心烦，微恶寒怕冷，腹痛、腹胀等。

来源：《伤寒杂病论》。

阳虚咳嗽小验方

组方：甜杏仁 6g、浙贝 5g、人参 3g、甘草 3g、肉桂 1g、生姜 1 片（如钱币大）、大枣（剥开）1 个。

用法：水煎 30 分钟，不拘时服。也可以将这些中药包在一起，煲汤服用。连服数日。

功效：温阳益气，培补气血。

主治：虚损劳怯，阳气不足之咳嗽、手脚冰凉、倦怠乏力、少气畏寒等。

小儿推拿法

1. 温脾补肺——推三关、补脾经各500次，揉外劳3分钟。

2. 宣肺止咳——清肺经 300 次、分推肩胛骨 100 次。

3. 行气化痰——顺运内八卦 200 次、揉中脘 5 分钟。

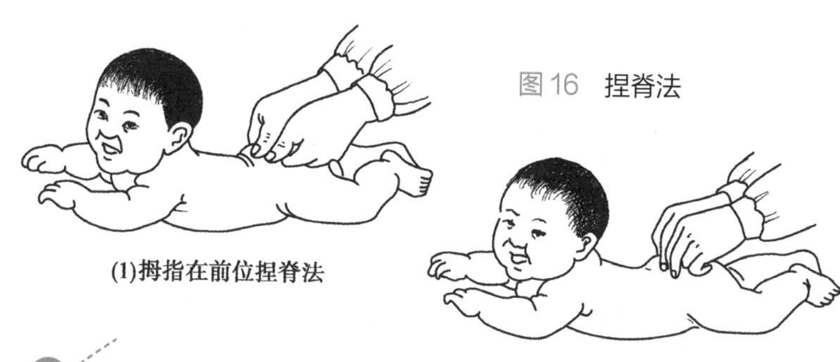

图16 捏脊法

(1)拇指在前位捏脊法

(2)拇指在后位捏脊法

4. 温补肾阳——横擦腰骶部2～3分钟，捏脊3～5遍。手掌或小鱼际放在儿童腰骶部，用擦法做快速、来回往返的摩擦，使局部皮肤发热，即以热透为度。可以温补肾阳。注意横擦腰骶部以后，需要及时地穿衣服盖住，免受寒凉。也要注意在腰骶部先涂抹一些按摩乳或其他介质，以免擦破皮肤。脊柱，即后背大椎穴到长强穴成一条直线。用拇指、食指、中指三指同时用力提捏皮肤，沿着脊柱，自下而上，双手交替捻动向前，捏 3～5 遍，称为捏脊法（图 16）。也可以每捏三下将背脊提一下，称捏三提一法。注意：部分儿童捏脊时会出现疼痛，可以在捏脊前及捏脊后，轻轻抚摩几遍，使肌肉放松，以减缓疼痛。

肚脐贴敷法

组方：熟地 25g，怀山药、山茱萸各 12g，附子、肉桂各 10g，丹皮、泽泻、茯苓各 9g。

用法：将以上中药混合在一起，研成极细粉末，贮瓶备用。用时取药末适量（大约 3g），再用温水将药粉调成糊状，然后放于肚脐中，外面以纱布覆盖肚脐，再用胶布固定。每日换药 1 次。连续 1 ~ 2 周。

功效：温补元阳、健脾补肾。

主治：脾肾阳亏之久咳，症见咳嗽，伴有怕冷、身体瘦弱、纳呆、不欲食等。

肚脐艾灸法

组方：五味子 30g。

用法：将五味子研成极细粉末，装瓶密封备用。用时取药末适量（大约 3g），以水调和成膏状，直接贴敷在肚脐上。随后点燃艾条，艾灸肚脐 10 ~ 20 分钟。艾灸完毕后以纱布覆盖肚脐，再用胶布固定。每 2 日换药 1 次。

功效：温补元阳、敛肺止咳。五味子味酸、涩，性平，能敛肺虚耗之气而止咳逆。

主治：本方适用于肾阳不足的久咳，症见咳嗽日久、无力、少气懒言、易疲劳、记忆力差、面色发白等。

温和灸法

取穴：大椎、风门、肺俞、身柱。

方法：用艾条温和灸。由于宝宝不能及时准确地反映灼热的程度，因此家长可将食中二指置于穴位两侧，通过用手指感知艾灸的温度来调整艾条与皮肤之间的距离。一般每次艾灸15～20分钟，几个月的小孩每次艾灸5～10分钟即可。

功效：温阳散寒、化痰止咳。

主治：阳气亏虚所致咳嗽、哮喘等病症。

注意：艾灸时需防止烫伤。

肾虚久咳蒸汽方

组方：苏叶、麻黄、陈皮、薄荷、金银花、党参、黑附片、杏仁各10g，五味子6g，甘草6g，生姜5片，冰片2g（将冰片分为4份，每次药液煮沸时放入0.5g）。

用法：将上述中药放在带嘴的药壶中，或者直接放入水壶中，加上水，置于火炉上，待水烧至冒出蒸汽时，用口或鼻孔对着壶嘴冒出的蒸汽，一口一口地吸入。每次持续20～30分钟，一日2～3次。一服药可以反复使用2日。

主治：肾虚久咳。

注意：蒸汽过程中切勿烫伤。

中成药

选用补益肾气的中成药，如通宣理肺口服液和金匮肾气丸等一起服用。

日常注意

1. 注意防寒保暖。尤其是小儿的后背，无论什么季节，即使是在夏天，也不要穿露后背的衣服。平时也应多晒太阳，以增强体质，提高免疫力。夏天注意少吃雪糕、冰镇饮料之类，以免寒气损伤阳气，到冬天发为咳嗽、咳喘。

2. 饮食方面，要忌食冰冷、油腻、各种肉食、鱼虾、海鲜等。

3. 多吃能帮助止咳平喘的食物，如生姜、大枣、百合、梨、白果、白萝卜、山药、枇杷、落花生、杏仁、肉桂、鱼腥草、乌梅、小白菜等。

Tips

不要乱用止咳药

很多人一见咳嗽就用川贝枇杷膏等止咳药，实际上是不对的。咳嗽病症复杂，变化多端，一不留心，治法全错。明·李中梓在《医宗必读》中说："见痰休治痰，见血休治血，见汗不发汗，有热莫攻热；喘气毋耗气，精遗勿涩泄，明得个中趣，方是医中杰。”所以在实际临床中，需要辨病辨证治疗，方得真要。

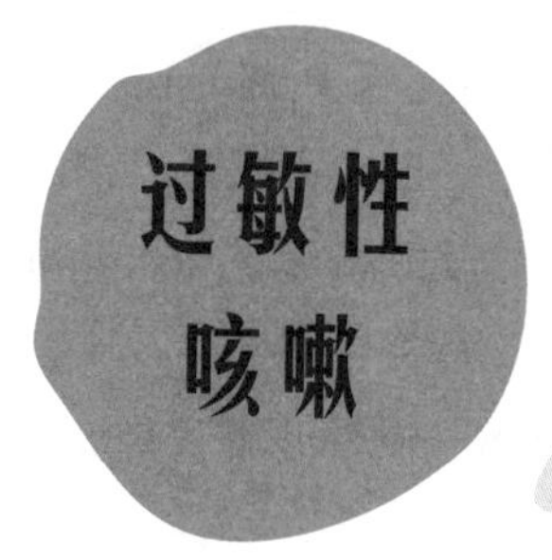

过敏性咳嗽

过敏性咳嗽是一类与接触过敏原相关的咳嗽，也是儿童常见病、多发病。其主要表现为：咳嗽持续超过一个月，呈慢性阵发性刺激性干咳，或有少量白色泡沫样痰，常在夜间及清晨出现发作性咳嗽，痰少，运动后加重，吸入冷空气、花粉、雾霾、灰尘、烟雾或油漆等气味可加重，抗生素治疗无效，有过敏体质者容易出现，部分患者可合并打喷嚏、流鼻涕等过敏性鼻炎症状。

中医认为过敏性咳嗽由外因和内因两个因素引起。外因为感受外邪，侵袭肺脏，使痰湿伏肺，肺气升降不利而致过敏性咳嗽，主要与“风寒”“风热”等外邪侵袭有关。内因主要和肺阴亏虚或肺脾气血亏虚，痰湿内生有关。急性期多为外邪侵袭，故采用疏风清肺、化痰止咳等治法。缓解期则多为气血不足、阴津亏虚等，多用补肺健脾、养阴生津、化痰止咳治法。

生姜酸梅汤

组方： 乌梅 9g、焦山楂 6g、生甘草 5g、陈皮 5g、生姜 3 片、白糖适量。

用法： 将乌梅、山楂、生甘草、陈皮、生姜洗净，放入清水中浸泡 30 分钟。然后在锅中加入 1000ml 清水，把泡好的上述中药一起放入砂锅中。用大火烧开，再改用小火煮30分钟。待晾凉以后，倒出来生姜酸梅汁，加入适量白糖即可。

功效： 养阴止咳、行气化湿。

主治： 过敏性咳嗽。慢性咳嗽、晨咳、夜咳、久咳久喘等亦效。

注意： 平时可以放入冰箱冷藏。每用适量。

山药牛蒡粥

组方： 怀山药 30g（若是鲜山药用量加倍）、牛蒡子 6g、红糖适量。

用法： 牛蒡子用纱布包住，和山药一起放入锅中，加水 600ml，开锅后，小火煎煮，直到山药成粥。若是婴儿，则可以将药汁放入奶瓶里。

方解： 怀山药润可益肺气、养肺阴，益肺止咳。且健脾益胃助消化，平补脾胃，药食两用，通过健脾气来补益肺气。牛蒡子可以祛痰利咽。红糖调和口味。

功效： 健脾补肺，祛痰利咽。

主治： 过敏性咳嗽日久，肺气亏虚证，症见久咳、偶咳、咳声不大、鼻流蛋清样鼻涕。

丁桂儿脐贴妙用止咳嗽

取穴： 大椎、肺俞、涌泉。

方法： 将丁桂儿脐贴在大椎、两侧涌泉穴、两侧肺俞穴，各用一贴。对症的话，一晚即可见效。

功效： 温经散寒、通络止咳。

主治： 儿童感受外邪所致风寒咳嗽或过敏性咳嗽。

注意： 若是孩子小，怕皮肤起疱，贴敷2小时左右即可。连续贴1～3天，若仍不见效果，就不要再贴了，改用其他方法。

小儿推拿法

1. **疏风止咳**　揉一窝风、揉肺俞和大椎穴各3分钟。
2. **清肺虚热**　清肝经、清肺经各300次。
3. **养阴生津**　揉涌泉3分钟。
4. **补益正气**　补脾经500次。

每日推拿1次，连续1～2周。

神阙穴闪罐法

选穴： 神阙（肚脐正中）。

方法： 患儿仰卧，用止血钳或镊子等夹住酒精棉球，将酒精棉球点燃后，迅速投入罐内壁中段绕1～2圈，或稍作短暂停留，随即取出，乘势将罐扣在脐部（神阙穴），待肚脐周围皮肤吸起后，稍作停留 2 ~ 3 秒钟将罐取下。如此反复闪罐，操作 10 ~ 15 分钟，或直到肚脐周围皮肤轻度充血或颜色发红为止。每日 1 次，连续 3 ~ 5 日。

功效：温经通络、温补下元、扶正祛邪。

主治：过敏性咳嗽发作，遇风或遇冷加重，咳吐白色泡沫状黏痰者。

注意：①若反复闪罐，火罐出现温度较高，须换新罐，以免烫伤皮肤。②棉球要拧干，避免酒精太多而滴下，灼伤皮肤。③慎防出现火灾或事故。

中成药

止咳可用止嗽散或川贝止嗽散。止嗽散温润和平，温而不燥，润而不腻，散寒不助热，解表不伤正。比较适于过敏体质所导致的过敏性咳嗽，干咳无痰等。

平时预防可选择玉屏风散和生脉饮口服液。两者同时使用。玉屏风散可以祛风散寒、益卫固表；生脉饮口服液可以补气生津、润燥。二者合用可以增强体质，提高免疫力和抵抗力，预防过敏性咳嗽。

日常注意

1. 平时应远离过敏原。治疗期间忌食冰冷、油腻、各种肉食、鱼、虾、海鲜等，多吃能帮助止咳平喘的食（药）物，如生姜、大枣、白果、白萝卜、山药、瓜蒌、杏仁、肉桂、鱼腥草、蒲公英等。

2. 注意防寒保暖，尤其是后背，平时不要穿露后背的衣服，多晒太阳。夏天须少吃雪糕、冰镇饮料之类，以免寒气损伤阳气，到冬天发为咳嗽、咳喘。

3. 加强锻炼，增强体质，提高免疫力，增加抵抗力。

4. 过敏性咳嗽的预后与起病年龄、病情轻重、病程长短、治疗方法有关。早期发现，对症治疗，预后比较好。

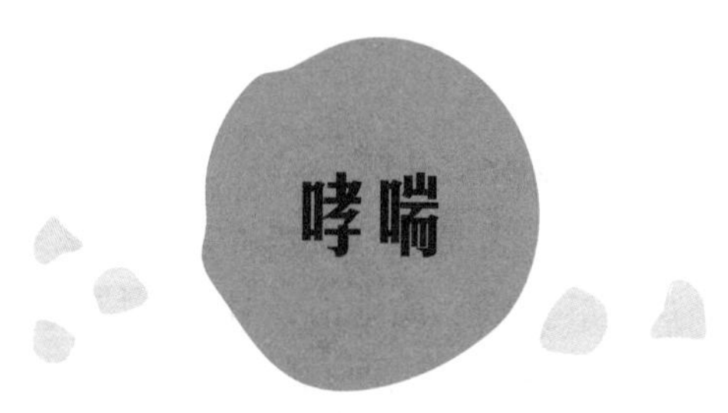

哮喘

小儿哮喘以喉间发作性哮鸣音，气促喘息、呼多吸少，甚至张口抬肩、不能平卧为主要特征。哮喘也是儿童常见病和多发病，一年四季均可发病，以冬春季节多见。患儿往往在幼儿期就开始发病，反复发作，迁延不愈，甚至有成年以后仍不痊愈者。

哮喘的名称首先见于元代《丹溪心法》，也称为“呷嗽”。中医认为哮喘多为正气亏损，素有病根“痰”，复又感受外邪侵袭有关。故《景岳全书》载有：“喘有夙根，遇寒即发，或遇劳即发者，亦名哮喘。”中医对哮喘病的治疗具有丰富的经验，将之分为寒喘、热喘和虚喘。寒喘为外感风寒，寒饮伏肺，聚液生痰所致。热喘为素体阴虚，痰热郁肺，或寒痰久伏化热，而发为喘。虚喘为素体阳虚，气不化津而致寒痰内伏，从而发为哮喘；或哮喘反复发作，肺气耗散，肾阳虚亏，气不摄纳而为寒喘兼阳虚。

寒证哮喘食疗方

组方：白果 9g、生姜 5 片、鲜橘皮 1 个（或陈皮 6g）。

用法：上述药物放入锅内，大火烧开，换用小火煎煮 20 分钟。煎煮出来 300 ~ 400ml 药液，分成 2 ~ 3 次内服。可以加适量红糖。

功效：温肺散寒、化痰止咳。

主治：哮喘初期，多是因感受寒邪，症见咳嗽喘促、喉间哮鸣音、有痰声，吐白痰、质地清，且形寒怕冷、流清鼻涕、舌淡红、苔白腻。

注意：白果须置高处，以防被儿童拿到乱吃。因白果略有小毒，不可炒用、生吃，水煎则毒性小。

来源：黎炳南经验。

热证哮喘食疗方

组方：白萝卜 100g、白果 9g、鲜橘皮 1 个（或陈皮 6g）。

用法：上述药物放入锅内，大火烧开，换用小火煎煮 20 分钟。煎煮出来 300 ~ 400ml 药液，分成 2 ~ 3 次内服。可以加适量白糖或冰糖。

功效：清肺除热、化痰止咳。

主治：哮喘入里化热，症见咳嗽、喘促、喉间哮鸣音、黄黏稠痰、咽喉红肿疼痛、流黄鼻涕、舌红、苔黄腻。

来源：黎炳南经验。

虚喘食疗方

组方：山药 60g（若是鲜山药用量加倍）、牛蒡子 9g、生姜 3 片、大枣（剥开）3 个，红糖适量。

用法：将上药一起放入锅中，加水 600ml，大火烧开后换小火煎煮，直到山药成粥。若是婴儿，则可将药汁放入奶瓶里。服用时可以加适量红糖。

功效：健脾益肺、补益气血、祛痰平喘。

主治：急性哮喘经过治疗平息后，肺脾气虚者，症见微喘、微咳、偶咳、咳声不大、面色发白发黄、容易疲劳、不爱运动、容易劳累、夜尿频多、容易流蛋清样鼻涕、自汗、记忆力差等。

三子养亲汤

组方：莱菔子 10g、苏子 10g、白芥子 6g。

用法：上述药物炒黄，研成细末。然后每次服用 3 ~ 6g，每日 3 次，饭后服用。用于哮喘急性发作，痰多者。

功效：降气平喘、化痰止咳。

主治：哮喘痰鸣。各种哮喘均可配合本法。

小儿推拿法

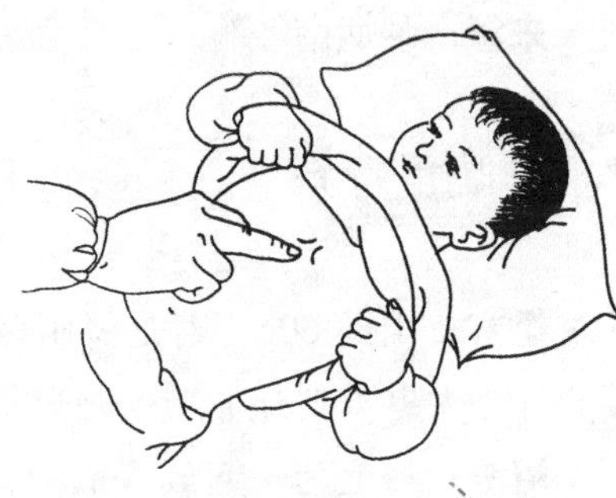

图 17　揉膻中

1.

基本治法——清肺经、推揉膻中各 500 次，搓摩胁肋 50 次，揉天突、揉肺俞、运内八卦各 3 分钟。

胸骨正中，两乳头连线中点称为膻中。用中指端点揉膻中称为揉膻中（图 17）；用两拇指自膻中穴向两旁分推到乳头称为分推膻中（图 18）；用食指、中指从胸骨切迹向下推到剑突，称为推膻中。推揉膻中能宽胸理气、止咳化痰。

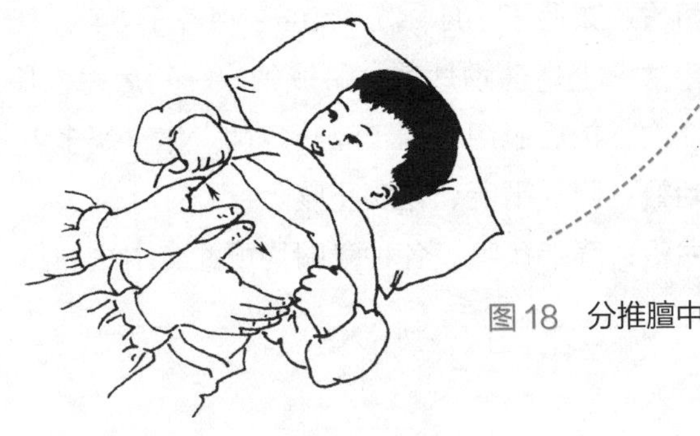

图 18　分推膻中

从腋下两胁到天枢处为胁肋。用两手掌从小儿两侧腋下搓摩至天枢处，称为搓摩胁肋（图 19），具有顺气化痰、除胸闷、开积聚的作用，常用于治疗各种痰涎壅盛所致的哮喘、咳嗽、气喘，以及食积所致的腹胀等病症。搓摩胁肋频率为每分钟 60 ~ 100 次。

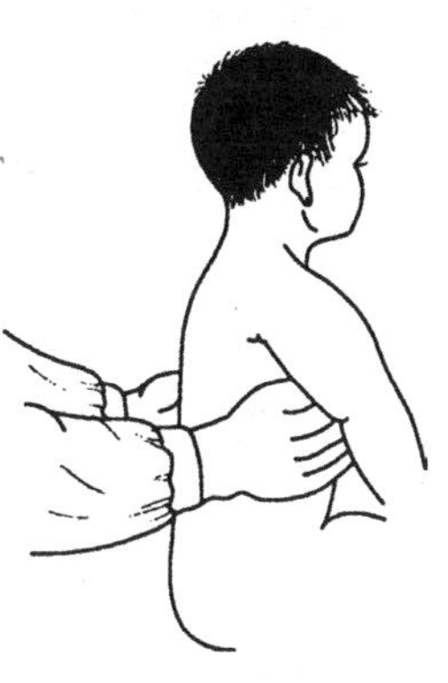

图 19　搓摩胁肋

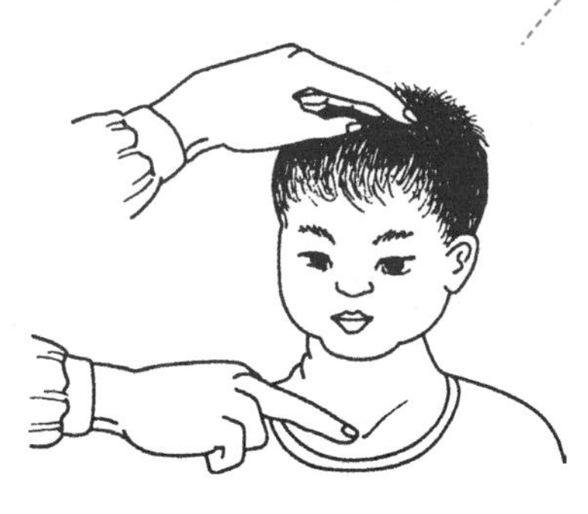

图 20　按揉天突

在胸骨切迹上缘正中凹陷处为天突穴，以中指端按揉天突穴称为按揉天突（图 20），具有理气化痰、降逆止呕、止咳平喘的作用。

2. 加减法

（1）热喘：加清天河水 600 次。

（2）寒喘：加推三关、揉外劳各 500 次。

（3）久病体虚，阳气不足、肾不纳气者：加推三关、补脾经、补肾经各 300 次，揉丹田 2 分钟。

下腹部，脐下 2 ~ 3 寸间为丹田。用手指、手掌揉，称为揉丹田，具有培肾固本、温补下元、分清别浊的功效，常用于治疗先天不足、下元虚冷的病症，如遗尿、虚喘、少气、尿潴留、腹痛、脱肛等。

穴位贴敷法

组方：白芥子 10g、细辛 3g、白胡椒 3g、黑附片 3g。

用法：研成粉末，用生姜汁调成糊状，贴敷两侧肺俞穴，晚上临睡前贴敷，次日清晨取下。若是贴敷以后，局部皮肤过敏，可以每次贴敷 1 ~ 2 小时取下，每日或者隔日 1 次，连用 7 次。

功效：温肺散寒、止咳平喘。

主治：寒证哮喘或虚喘发作，咳吐白色黏痰。遇风或遇冷加重，形寒怕冷者。也可以用于哮喘缓解期的预防和治疗。

肚脐贴敷法

组方：麻黄、杏仁、甘草各 20g，五味子 6g。

用法：将以上药物研为细末，装瓶密封备用。用时取药末适量，以热醋调和成糊状，直接贴敷在肚脐上，外以纱布覆盖，胶布固定。每 2 日换药 1 次。

功效：散寒化痰、止咳平喘。

主治：本方适用于寒证哮喘或虚喘发作。症见哮喘、怕冷、咽干、喉痒、平时容易乏力、易疲劳、记忆力差、面色发白等。

热水泡澡治久咳久喘

方法：选适宜水桶，或站或坐。刚开始水温适宜，渐加热水温洗全身 10～30 分钟，直到全身皮肤微红，略微出汗。洗后应立刻穿衣保暖，以防受寒。每日 1 次，连续 2 个月以上。

主治：儿童久咳、久喘等，具有较好的疗效。

注意：①泡澡时，家长要紧密看护，以防发生烫伤和呛水等意外情况。②泡澡需要长期坚持，时间为 2 个月，方能起到较为稳固的效果。

案例：记得几年前，一位妈妈高兴地对我说："我们家孩子的咳嗽总算治好了。就是吃了您的 1 个月的中药，然后又泡澡，坚持了 2 个月。往年每到秋冬季，就咳嗽起来没完。现在没事儿了，整天到外面跑，也不咳嗽了。"我乍闻以后，有些茫然，稍一回忆，确有其事。曾用本法治疗一位长期哮喘、咳嗽的小朋友。该患儿从 3 岁一直咳嗽到 6 岁，看过很多医生，治疗无效。最终配合用热水泡澡法，坚持治疗了 2 个月，治好了。此法简便易行，对于儿童难以吃药者，尤为适用。

预防哮喘偏方

哮喘急性期过去以后，重在增强体质，提高免疫力，预防复发。可以用五味子浸鸡蛋法。

组方：五味子 30g，鲜鸡蛋 10 枚。

用法：将五味子煎煮，取药液，待药液冷却以后，放入鲜鸡蛋 10 枚，浸泡 5 ~ 7 日以后使用。每日早晨蒸熟，食用 1 ~ 2 个。连续服用 1 个月。

功效：本方可以增强免疫力，预防哮喘复发。

主治：本法用于冬季哮喘的预防，无论男女老幼皆可以食用，尤其是在冬至以后服用效果更佳。

来源：《朱锦善儿科临证 50 讲》。

艾灸法

取穴：大椎、风门、肺俞、身柱。

方法：用艾条温和灸。由于宝宝不能及时准确地反映灼热程度，因此家长可将食中二指置于穴位两侧，通过用手指感知艾灸的温度来调整艾条与皮肤之间的距离。一般每次艾灸 15 ~ 20 分钟，几个月的小孩则每次艾灸 5 ~ 10 分钟就行了。

功效：温补阳气、散寒止咳。

主治：体质虚寒的虚咳或受寒所致的咳嗽、哮喘等病症。

注意：艾灸期间密切观察，防止烫伤。

热敷法

用具：盐袋或者热水袋。

方法：将粗盐用不透气的布包成盐布袋，装好，放在微波炉加热，大约 80℃，或直接用热水袋，隔衣放在后背大椎、肺俞穴处（注意防止烫伤），每次 20～30 分钟，每日 2～3 次。

功效：温肺散寒、化痰止咳。

主治：对于寒喘、虚喘发作，效果较好。

神阙穴闪罐法

选穴：神阙（肚脐正中）。

方法：患儿仰卧，用止血钳或镊子等夹住酒精棉球，将酒精棉球点燃后，迅速投入罐内壁中段绕 1～2 圈，或稍作短暂停留，随即取出，乘势将罐扣在脐部（神阙穴），待肚脐周围皮肤吸起后，稍作停留 2～3 秒钟将罐取下。如此反复闪罐，操作 10～15 分钟，或直到肚脐周围皮肤轻度充血或颜色发红为止。每日 1 次，连续 3～5 日。

功效：扶正祛邪、止咳平喘。

主治：用于急性哮喘发作，无论寒证、虚证、热证，均可以使用。

注意：①若反复闪罐，火罐出现温度较高，须换新罐，以免烫伤皮肤。②棉球要拧干，避免酒精太多而滴下，灼伤皮肤。③慎防出现火灾或事故。

日常注意

1. 平时需要多晒太阳，防寒保暖，尤其是后背，平时不要穿露后背的衣服。很多哮喘是后天各种因素造成的，不要一概认为是遗传。

2. 须忌食冰冷、油腻、肉食、鱼、虾、海鲜等食物。夏天少吃或不吃雪糕、冰镇饮料之类，以防寒邪损伤阳气，到冬天发为咳嗽、咳喘。

3. 多吃能帮助健脾和胃、止咳平喘的食（药）物，如白果、白萝卜、山药、莲子、薏米、芡实、杏仁、生姜、大枣、肉桂、鱼腥草、蒲公英等。

第 2 章 脾胃病证

脾胃是人体重要的脏腑。中医认为脾胃在五行属土，位居中焦，脾主升清，胃主通降，是人体气血上下升降的枢纽。同时，脾胃为后天之本，是人体“气血生化之源”，是维持儿童生长发育的重要脏腑。

中医认为，儿童脏腑柔弱，成而未全，全而未壮。尤其是脾胃，常常因为儿童饮食冷热不调、不知饥饱、暴食暴饮、喂养不当、挑食偏食、嗜食异物等，导致脾胃病症的发生。常见脾胃病症如厌食、积食、腹痛、腹泻、贫血等，均由脾胃不和所致。脾胃病久，会影响儿童的生长发育，故对儿童脾胃病症的治疗需要及时而有效。

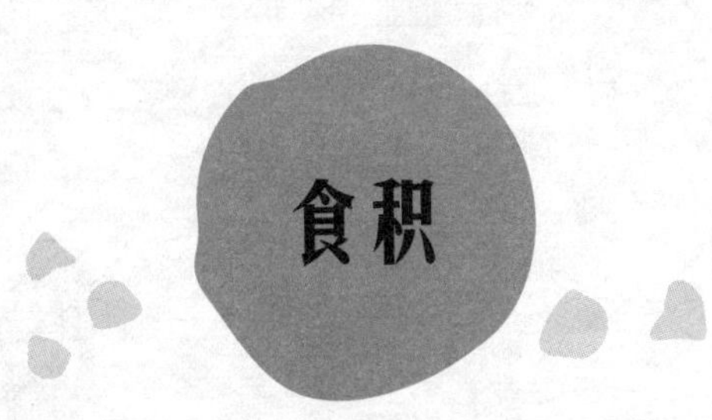

食积

食积是指小儿乳食过量，损伤脾胃，使乳食停滞于中焦脾胃，以不思乳食、食而不化、脘腹胀满、大便不调为主要症状的病症。食积往往还伴有口臭、口气大、睡眠不安、磨牙、不明原因的哭闹、手脚心热等症状，所谓“胃不和则卧不安”。

食积是小儿常见病证，多见于7岁以内儿童。若食积日久，会造成小儿营养不良，影响生长发育，从而出现瘦弱、个子矮等。故对食积的治疗势在必行。中医多从消食化积、行气导滞、健胃和中等角度治疗。

焦三仙

组方：焦神曲10g、焦山楂10g、焦麦芽10g。

用法：水煎30分钟。内服。可以加适量白糖或冰糖。

方解：焦山楂偏于治疗肉食食积，焦神曲和焦麦芽偏于治疗面食食积。

功效：消食化积。

主治：儿童吃饭过多所致的食积，症见厌食、呕腐吞酸、口臭、口苦、口中异味，腹胀、腹痛、呃逆、大便不调等。

大麦茶

组方：焦大麦芽 50g。

用法：大麦芽炒成焦黄。每次取焦大麦芽 5g，开水泡，代茶饮。

功效：行气消食、健脾开胃。

主治：小儿食积，症见腹胀、腹痛、食少、纳呆、不欲食、口苦等。

按语：本法较为平和，老少皆宜。据《证类本草》等记载：大麦味甘、性平，有去食疗胀、消积进食、平胃止渴、消暑除热、益气调中、宽胸、补虚劣、壮血脉、益颜色、实五脏、化谷食之功。久食令人肥白，滑肌肤。

山药米粥

组方：怀山药 50 ~ 100g、小黄米 50 ~ 100g、陈皮 10g。

用法：取怀山药、小黄米、陈皮，用水洗净，一起放入锅内，加水适量，熬煮成粥。食粥即可。

功效：健脾益气、行气化积。

主治：脾胃虚弱导致的食积。症见腹部胀满、不易消化、吃饭不香、大便往往夹杂不消化食物，多有容易疲劳、体重减轻、面黄肌瘦等表现。

丁香陈皮汤

选材：取丁香6粒、陈皮6g、肉桂1g、生姜3片。

用法：加水适量（600～700ml），煎煮20～30分钟，熬出来大约300ml水。内服。

功效：温胃行气、化湿消积。

主治：瓜果食积，症见夏天水果吃多以后，出现积食不消、腹胀如鼓、吃饭不香、体重减轻、面黄肌瘦等。

食积分治法

面食吃多了导致的食积：可以用炒麦芽、炒神曲、炒莱菔子各10g，水煎，内服。每日2～3次，连续1～3日。

糯米吃多了：可以用酒神曲30g，水煎，内服。每日2～3次，连续1～3日。

肉食吃多了：可以用焦山楂30g，水煎，内服。每日2～3次，连续1～3日。

油腻食物吃多了：可以用黄连粉1～2g，温水冲服。每日2～3次，连续1～3日。

米食吃多了：可以用炒谷芽、炒神曲各10g，水煎，内服。每日2～3次，连续1～3日。

乳制品吃多了：可以用焦三仙各10g，水煎，内服。每日2～3次，连续1～3日。

水果吃多了：可以用肉桂粉1～2g，米汤调服。每日2～3次，连续1～3日。

冷饮喝多了：可以用干姜粉 1～2g，温水冲服。每日 2～3 次，连续 1～3 日。

鱼虾、螃蟹等吃多了：可以用紫苏梗、陈皮、木香各 10g，生姜 3 片。水煎，内服。或配合吃橄榄。每日 2～3 次，连续 1～3 日。

辛辣食物吃多了：可以用黄连、黄芩、生大黄、生甘草、竹叶、通草、当归、生地各 3g，开水泡，代茶饮；或者水煎 30 分钟，内服。每日 1～2 次，连续 1～2 日。

豆制品吃多了：可以用生萝卜捣汁 100ml，加热，温服。每日 2～3 次，连续 1～3 日。

小儿推拿法

1. 顺时针摩腹（揉腹）20 分钟。用摩法，以肚脐为中心，手掌呈顺时针方向，称摩腹。若是儿童积食腹胀，大便不通，也可以稍稍用力，带动皮下组织，甚至大小肠蠕动，称为揉腹。

顺时针摩腹，有消食和胃、通大便的功效，主治腹胀、厌食、大便秘结等症。如《厘正按摩要术》所言："摩腹，用掌心团摩腹上，治伤乳食。"

2. 按揉足三里5分钟。足三里在小腿前外侧，外膝眼（犊鼻穴）下3寸，距胫骨前缘1横指（中指）。用拇指端按揉，称为按揉足三里（图21），具有健脾和胃、调中理气、通络导滞的作用。常常用于治疗各种消化系统疾病，如食积、泄泻、腹痛、呕吐等。

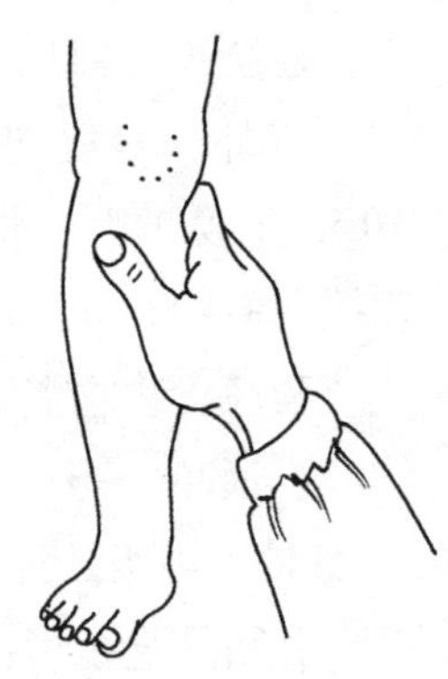

图21　按揉足三里

3. 捏脊5次。捏脊可以健脾和胃，消食化积。

足底贴敷法

药物：铁苋菜15g、生姜30g、葱白30g。

选取部位：足底足心。

用法：将上药共捣烂，加入鸡蛋清拌匀。每取适量，外敷脚底心，外用纱布包住。连续贴敷1夜，次日清晨取下。每日贴敷1次，连敷5～7次。

功效：清热祛湿、和胃消食。

主治：小儿食积。

中成药

小儿化食丸：针对积食胃胀，肠胃气机不通者。小儿化食丸中山楂、神曲、麦芽、三棱、莪术消食化滞；牵牛子、大黄泻火通便；槟榔行气除胀。全方共奏消食化滞，泻火通便之效。比较适合儿童食积出现腹胀、恶心呕吐、烦躁口渴、大便不通的情况。

保和丸：食积化热时服用。保和丸中有山楂、神曲、莱菔子、连翘、法半夏、陈皮，可以消食化积，清热散结，比较适合治疗食积化热，症见食积不化、口苦口臭、口气大、口腔溃疡、睡眠不安的情况。

大山楂丸：各种食积均适用。大山楂丸主要成分是山楂、麦芽、神曲。适合刚吃过食物，食积不化的情况。且大山楂丸的味道酸甜，儿童比较乐于接受。

平胃散：消瓜果食积。夏日吃瓜果过多可致瓜果食积，症见纳呆、腹胀、无食欲、苔白略腻等，可用平胃散。

日常注意

1. 日常饮食宜五谷杂粮、蔬菜瓜果、清淡饮食为主，肉食、鱼虾为辅。因为有句俗话叫“鱼生火，肉生痰，萝卜白菜保平安”。同时还要避免暴食暴饮，每次的饭量宜适量，保持稳定。

2. 多吃能够消食化积的食物，如山楂、焦神曲、焦麦芽、鸡内金、谷芽、莲子、山药、白萝卜、鲜橘皮、茶叶、薄荷叶等。

3. 天气暖和时，饭后宜带着儿童温和地散步半小时到一小时。每日适当活动，可以促进气血流通，中医认为，脾主四肢，气血流通就是补。故多活动能健脾、助消化、通经络气血。《寿世保元》曰：“食后常以手摩腹数百遍，仰面呵气数百口，趑趄缓行数百步，谓之消化。”《千金方》也说：“平日点心饭讫，即自以热手摩腹，出门庭行五六十步，消息之……中食后，还以热手摩腹，行一二百步，缓缓行，勿令气急，行讫，还床偃卧，四展手足勿睡，倾之气定。”

4. 平时应注意防寒保暖，尤其是腹部保暖。

Tips

如何判断瓜果食积

1. 瓜果食积缘起　儿童食积常见原因有肉食、米面、薯芋、脾虚等，也有瓜果食积。但是历代的儿童食积介绍中，记载瓜果食积的较少。即使在中医药大学教科书中，也独缺瓜果食积。但瓜果食积在临床中却常常遇到，且用各种常规消食化积方法难奏良效。所幸《临证指南医案》有瓜果食积的记载，惜临证诸家未予以足够重视。现在对其进行深入分析。

2. 常见症状表现

（1）看饮食：食欲或好或坏，或食欲不振、出现厌食症状，甚至会恶心、呕吐。

（2）摸肚子：腹部皮温偏低偏凉，肚子胀满。

若是瓜果食积日久，引起水气病，多以肚脐为中心而出现腹部大如鼓，且有硬满。

（3）看饮水：①既喜欢喝冷饮，也喜欢喝热饮，不喜欢喝常温水。为什么？答曰：喜欢喝热水者，是因为“湿非温不化”，故热水的热可以在一定程度上化湿。喜欢喝冷水者，是因为有热，所以喜欢喝冷水以解热。不喜欢喝温水原因在于既不可以化湿，又无法清热。②平日饮水少，但一饮水就喝很多，热则喜凉饮，寒则喜热饮。

（4）看睡眠：睡眠不安，且容易后半夜出汗。“食不好、睡不安”，食积还会导致宝宝睡眠不安，睡觉时不停翻身、磨牙，甚至不明原因的哭闹。

（5）看大便：大便干稀不调，或便次偏多。

（6）看舌苔：舌苔白且厚，或者略微黄腻。

3. 治则治法　瓜果食积寒热之象不明显，而水湿之气表现较为明显。故对其治疗也需用芳香温化水湿之法。如清代名医叶天士曰：“稚年夏月食瓜果，水寒之湿着于脾胃，令人泄泻，其寒湿积聚，未能遽化热气，必用辛温香窜之气，古方中消瓜果之积，以丁香、肉桂或用麝香……其平胃散、胃苓汤亦可用。”可用平胃散苦温燥湿，温化水湿。常用方药如平胃散，以及上述小妙招中的丁香陈皮汤。

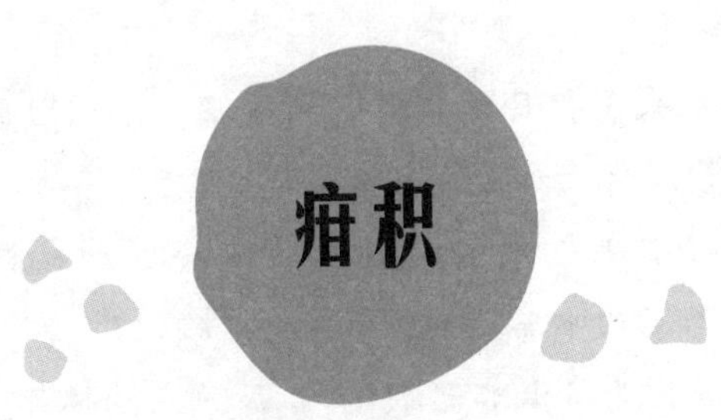

疳积

疳积是小儿特有的病症，5 岁以下小儿多见。以形体消瘦、肌肤干瘪、饮食异常、面色发黄、头发发黄甚至干枯掉发、精神萎靡或烦躁不安为临床特征，相当于现代西医学所说的营养不良。本病发病无明显季节性，被列为儿科四大要证之一。导致小儿疳积的主要原因是喂养不当、营养失调。时间久了，就造成脾胃不和，气血生化无源，气血津液亏损而致疳积。故对疳积的治疗也以健脾和胃、调和气血为主。

山药红枣粳米粥

组方：怀山药 30g、红枣 5 个、粳米 60g。

用法：将怀山药、红枣、粳米洗净，一同放入锅内，加水，熬煮成粥。食用即可。

功效：健脾和胃、益气养血。

主治：小儿疳积，症见食欲不振、形体消瘦、头发发黄甚至干枯、精神萎靡、少神乏力等。

健脾食疗方

组方：葛根9g、莲子9g、山药9g、生薏米9g、陈皮6g、焦山楂6g、生姜1片、大枣（剥开）1个。

用法：将大枣剥开，生姜如1元钱硬币大小1片，和上药一同煎煮成粥，食用。还可加适量红糖。

功效：健脾和胃、消食化积、益气养血。

主治：儿童脾胃虚弱之疳积，症见不思饮食、形体消瘦、饮食不化、口干、手足心热、睡眠不安等。

疳积偏方

组方：莪术5g、槟榔5g、枳实5g、厚朴5g、肉桂3g、甘草3g。

用法：将上述中药研成极细粉末，内服，每次服用2g左右，每日1～2次，连续服用1周。

功效：消积导滞、温脾开胃。

主治：儿童疳积，平素形体消瘦、腹部胀大、不欲饮食、大便不通、形寒怕冷者。

按语：本法偏于泻实，即行气活血、消积导滞。故用本法治疗以后，一是注意饮食不要骤然增加，以免加重脾胃负担；二是不宜久用，久用则疗效不显著。

脾胃虚弱食疗方

组成：怀山药 30g、薏苡仁 30g、白扁豆 30g、莲子 20g、芡实 20g、焦神曲 30g、茯苓 20g、陈皮 30g、焦山楂 30g、焦麦芽 30g、百合 20g、菊花 20g、桑葚 20g、枸杞 20g。

用法：研成极细粉后蒸熟、晾干，每用 5～6g 冲服，日 2～3 次。或做成饼、糕、粥等服用，或与芝麻糊、蜂蜜等同用。连续服用 1～3 个月。

功效：健脾益气、和胃消食。

主治：疳积，症见长期脾胃虚弱所致食欲不振、挑食偏食、口苦口臭、面色发黄、身体瘦弱、身材矮小、大便干稀不调等。

小儿推拿法

1. 清补脾经 500 次，揉板门、推四横纹各 3 分钟。

手掌面食指、中指、无名指、小指第一指间关节横纹处，为四横纹。以拇指在四横纹穴左右推之，称推四横纹；以拇指甲依次掐之，继以揉之，称为掐揉四横纹。对于疳积较为严重的患者，也可以用三棱针点刺四横纹，出血或黄色黏液数滴。推四横纹能退热除烦、调和气血、消胀散结。常用于治疗疳积、腹胀腹痛、消化不良、惊风、气喘、口唇破裂等病症。《按摩经》："推四横纹，和上下气血，人事瘦弱，奶乳不思，手足常掣，头偏左右，肠胃湿热，眼目翻白者用之。"

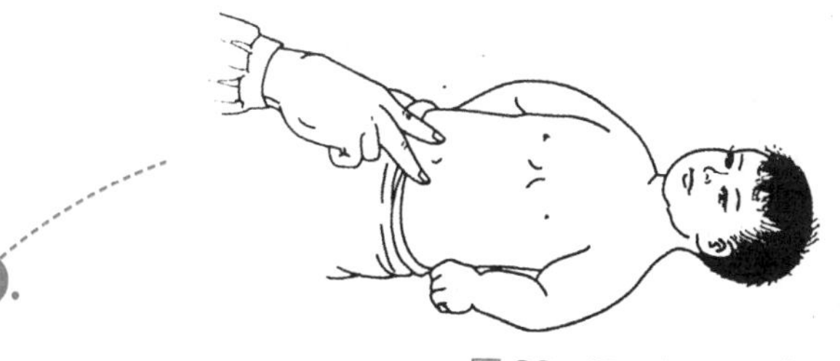

图 22 揉天枢

2. 揉中脘、揉天枢各 3 分钟，顺时针摩腹 10 分钟。

天枢在肚脐正中，旁开 2 寸处，是属于足阳明胃经的穴位。用食指或中指点揉，称为揉天枢（图 22），能够疏调大肠、理气消滞、化痰止嗽，常用于治疗食积不化、腹胀、腹痛、腹泻、痢疾、便秘、咳嗽等病症。

3. 按揉足三里、揉涌泉各 3 分钟。

4. 捏脊 5 次。

肚脐贴敷法

组方：炒神曲、高良姜、炒山楂、炒莱菔子、丁香、藿香、薄荷、青皮、陈皮各 10g。

用法：研成粉末，每次用 10 ~ 15g，加上少许面粉，用温开水调成糊状。临睡前贴敷肚脐，每日 1 次。连续 1 ~ 2 周。

功效：健脾和胃，醒脾消食。

主治：适用于疳积属于脾胃虚寒、气血亏虚者，症见食积不化、不欲饮食、身体瘦弱，平时容易怕冷怕风，大便颜色偏黯偏黑，容易感冒生病等。

按语：本法为老中医朱锦善先生所用之法。

耳穴贴敷法

选材：王不留行籽贴。

耳穴：脾、胃、口、神门、皮质下（图 23）。

用法：用王不留行籽贴于一侧的脾、胃、口、神门、皮质下等部位。贴好以后，用手轻轻按揉王不留行籽，以刺激穴位。每次按摩 3 ~ 5 分钟，每日按摩 3 ~ 5 次。连续贴敷 3 ~ 5 日。然后再重新贴一次。

中成药

常用中成药有小儿肥儿丸（糖浆）、小儿七星茶颗粒、参苓白术散等，可以健脾和胃，消食化积。

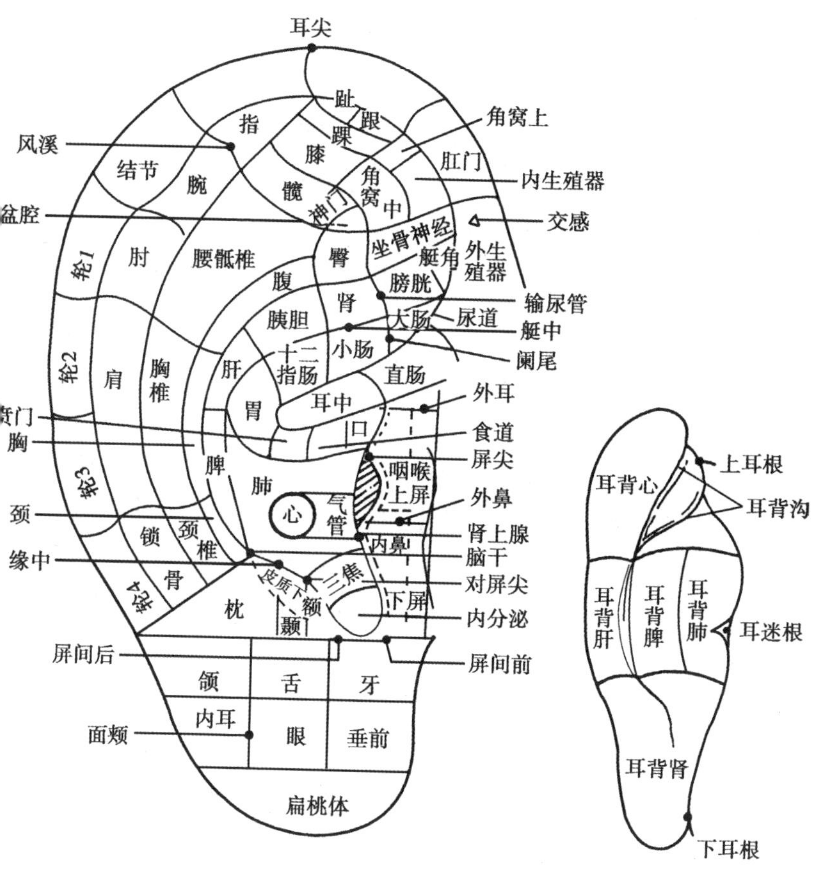
耳尖
趾
跟
踝
指
风溪
角窝上
结节
腕
膝
肛门
内生殖器
髋
角
窝
中
神门
盆腔
交感
坐骨神经
轮1
肘
腰骶椎
臀
艇角
外生
殖器
腹
膀胱
输尿管
肾
胰胆
尿道
大肠
艇中
小肠
阑尾
轮2
肩
胸
椎
肝
十二
指肠
直肠
耳中
外耳
胃
口
食道
胸
屏尖
脾
咽喉
轮3
肺
上屏
外鼻
心
气
管
颈
肾上腺
锁
颈
椎
内鼻
脑干
缘中
骨
三焦
皮质下
额
对屏尖
轮4
枕
下屏
颞
内分泌
屏间后
屏间前
颌
舌
牙
内耳
面颊
眼
垂前
扁桃体
上耳根
耳背心
耳背沟
耳
背
肝
耳
背
脾
耳
背
肺
耳迷根
耳背肾
下耳根

图23　耳穴分布图

日常注意

1. 天气晴好时，多出去散步，多晒太阳，以健运脾胃。脾主四肢，故四肢经常运动，有助于脾胃功能恢复。多锻炼身体，增强体质，增强脾胃功能。

2. 《幼科推拿秘书》曰：“肉多必滞气，生冷定成疳。胎前防辛热，乳后忌风参，保养常如法，灾病自无干。”注意多吃温热、容易消化的食物，少吃辛辣、油腻、肉食、寒凉食物，少喝冷饮。

3. 多吃能健脾益气、行气和胃的食物，如葛根、山药、莲子（带心）、芡实、黄精、薏米、小米、大枣、山楂、茯苓、鸡内金、龙眼肉、粳米、苦瓜、白萝卜、佛手、香橼、橙子、柑皮、柑、荞麦、高粱米、刀豆、菠菜、韭菜、茴香菜、大蒜等。

4. 注意在治疗期间，饮食逐渐增加，食量不要骤然加大，宜逐渐增多，循序渐进。

5. 小儿疳积临床难以自愈，应及时就医诊治。

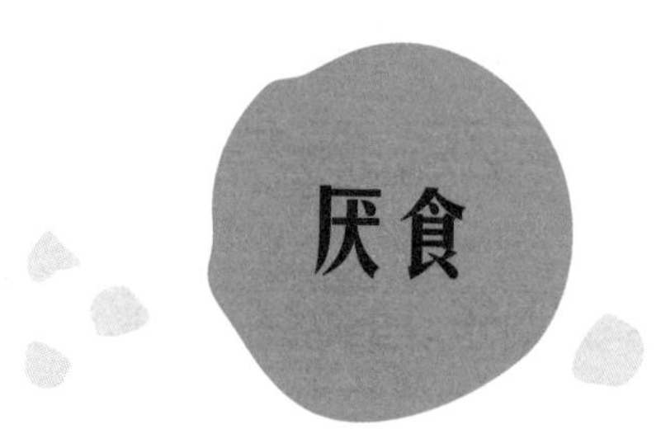

厌食

厌食是指小儿食欲减退、食欲不振、食量减少，甚至厌恶进食2个月以上的一种病症。小儿厌食也是儿童常见病和多发病，多见于1～6岁的儿童。该病往往造成形体消瘦、营养不良、贫血，甚至疳积，严重影响儿童生长发育。现代研究认为小儿厌食与体内微量元素的缺乏有关，补锌治疗具有一定的疗效。

中医治疗本病具有很大的优势，因为一方面这些中药本身就含有丰富的微量元素，另一方面，中医能够调理脾胃功能，促进消化和吸收。运用中医中药，可以明显改善儿童厌食，并且能够提高体内多种微量元素的水平。

黄精山药粳米粥

组方：黄精10g、山药10g、粳米60g。

用法：煮粥，食用。

功效：补益脾胃气血，健脾补肾消食。

主治：适合长期厌食，气血亏虚，脾肾不足的儿童。症见食欲不振、身体消瘦、面色发黑发黯、缺少光泽、目无光彩、少动多静，甚至出现生长发育迟缓等。

鸡内金粉

组方：鸡内金 50g。

用法：炒黄研末，每次取 3g 左右，加适量蜂蜜，用水冲服。每日 2～3 次。

功效：消食化积、开胃健脾。

主治：儿童厌食，食欲不振者。

山楂麦芽茶

组方：焦山楂 3g、炒麦芽 3g。

用法：将山楂、炒麦芽放在水杯里，开水泡，如喝茶状，频频服用。

功效：健胃助运、消食化积。

主治：儿童厌食，食欲不振，食后不消化者。

增食汤

组方：鲜白萝卜 60g、太子参 10g、怀山药 10g、白扁豆（打碎）6g、荷叶 6g、陈皮 6g、焦山楂 6g、生姜 1 片，大枣（剥开）1 个。

用法：水煎 30 分钟，内服。

功效：本方可以升胃气、护脾阴，理虚不忘祛实。

主治：小儿长期厌食。

按语：长期厌食多气阴两伤、虚实夹杂，单用消导化积、补益脾胃及苦寒攻下难以奏效。本法为笔者在儿科中医蒋运祥先生自拟药方的基础上增减所成。能健补脾胃之气，升脾气、降胃气、消食积等，多法齐备，用之多有良效。如曾治一长期厌食患儿，仅仅服用 2 日，即食欲倍增。

偏方治厌食

组方：苍术、鸡内金、陈皮、莪术各 10g。

用法：研成极细粉末。3 岁以下，每次服用 1g。3～4 岁每次服用 1.5g。5～6 岁每次服用 2g。每日服用 3 次。连续服用数日即可。

功效：消食化积、开胃运脾。

主治：适用于儿童厌食，脾胃为痰湿所困，症见食欲不振、无食欲或食后不消化、容易腹胀者。

注意：可以加适量白糖或红糖，蜂蜜亦可。

推拿法

1. 顺时针摩腹 10 分钟。
2. 捏脊疗法，每日 5 次。
3. 掐揉四缝 50～100 次。
4. 清补脾经 5 分钟。
5. 揉脾俞、足三里、涌泉各 3 分钟。

脾俞在第十一胸椎棘突下，旁开 1.5 寸处。用拇指或食中指揉，称揉脾俞。该法能健脾和胃、消食化积、行气祛湿。常用于治疗疳积、厌食、腹泻、腹痛、腹胀、呕吐、水肿、四肢乏力、腰背部疼痛等症。

四缝穴点刺放血

用具：三棱针（或采血针）、75% 的酒精、棉球。

用法：棉球蘸酒精，将四缝穴消毒后，用三棱针（或采血针）在四缝穴快速点刺。然后用手挤一挤，挤出血或黄色液体数滴。最后用干棉球压迫止血 5 分钟。每周点刺放血 1 ~ 2 次即可。

功效：开胃消食。

主治：厌食。

手足心贴敷法

组方：丁香 10g、生栀子 30g、胡椒 5g、杏仁 10g、葱白（鲜）30g。

用法：将丁香、生栀子、胡椒、杏仁研成细末。鲜葱白捣烂成糊状。每次取药粉 3 ~ 5g，和葱白搅拌均匀，临睡前贴敷两足心，次日清晨取下。每日一次，连续数日。

功效：清热和胃、消食化积。

主治：用于儿童厌食，脾胃有热，口臭口苦，大便偏干者。

按语：本法为老中医朱锦善先生常用之法。

醒脾开胃香囊法

组方：高良姜、青陈皮、荜茇、苍术、川椒、丁香、薄荷各10g。

用法：将上述中药混合在一起，然后研成细末，装入香袋，佩戴在胸前。

功效：醒脾开胃、增食。

主治：儿童厌食。

中成药

1. 小儿增食丸 可消食化滞、健脾和胃。其主要成分是代代花、化橘红、黄芩、鸡内金、焦槟榔、焦麦芽、焦山楂、焦神曲、莱菔子、砂仁、枳壳等。本药适用于食欲不振、停食停乳、嗳气胀满、消化不良等病症。

2. 小儿化食丸 可消食化滞、泻火通便。主要成分是槟榔、大黄、莪术、六神曲、麦芽、牵牛子、三棱、山楂等。本药适用于小儿胃热停食、肚胀腹满、恶心呕吐、烦躁口渴、大便干燥等病症。

3. 大山楂丸 可开胃消食。主要成分是六神曲、麦芽、山楂等。本药适用于食积内停所致的食欲不振、消化不良、脘腹胀闷等病症。

4. 小儿健脾丸 可健脾、和胃、化滞。主要成分是白扁豆、白术、陈皮、法半夏、茯苓、甘草、桔梗、莲子、六神曲、麦芽、南山楂、人参、砂仁、山药、玉竹等。本药适用于小儿脾胃虚弱引起的消化不良，不思饮食，体弱无力等病症。

5. 参苓白术丸 可健脾和胃、益气升提。主要成分是白扁豆、白术、茯苓、甘草、桔梗、莲子、人参、砂仁、山药、薏苡仁等。本药适用于脾胃虚弱、食少便溏、气短咳嗽、肢倦乏力等病症。

日常注意

1. 小儿厌食，应及时治疗。因为儿童厌食，饮食减少，久而久之，则会影响生长发育，导致生长发育的异常，如生长慢、体重减轻、身高不达标等。

2. 多吃能够健脾和胃、益气补血、消食化积的食物，如葛根、山药、莲子、芡实、黄精、薏米、小米、大枣、山楂、黄芪、当归、太子参、茯苓、鸡内金、龙眼肉、粳米、枸杞等。

Tips

小儿厌食不能多用消食化积药

如大山楂丸、保和丸、消食片等是消食化积的良药，也是不少家庭的常备药。但对于小儿长期的厌食来说，大山楂丸、保和丸等消食化积的药只可以暂时应用，却不宜多用、久用。

原因就在于长期厌食，脾胃气血已经亏虚，加上进食偏少，胃肠早已空虚，哪有什么积滞可消？且消食化积本身也是要消耗正气。治病犹如作战，消食化积的山楂等药物犹如弹药，让药物发挥功效须消耗人体气血。故消食化积用得越多，消耗气血也就越多。故对长期厌食、气血亏虚者，消食化积药不宜多用。

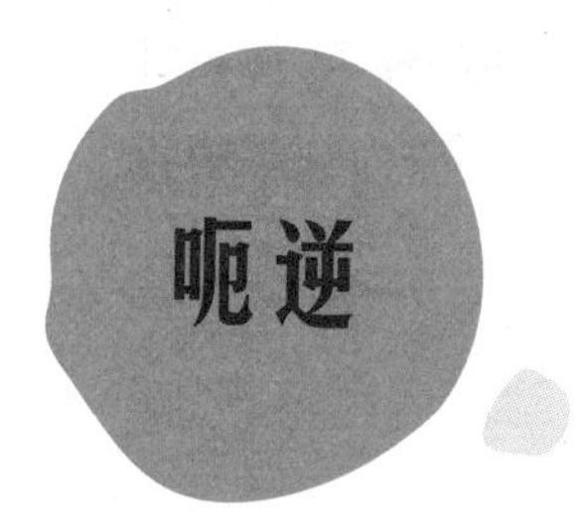

呃逆

呃逆，俗称打嗝，是指气体从胃中上逆，喉间频频作声，声音急而短促的临床病症。呃逆有生理性的，也有病理性的。健康人也可发生一过性、短暂的呃逆，多由饮食过快、过饱，喝冷饮、饮酒等引起。若是呃逆频繁，或持续24小时以上，则往往属于疾病。中医认为，呃逆主要是由饮食不节、正气亏虚，导致胃气上逆，引起膈肌痉挛所致。故在临床治疗中，也以调脾胃、降胃气、止呃逆为治疗方法。

陈皮竹茹生姜柿蒂汤

组方： 陈皮6g、竹茹10g、生姜3片（约10g）、柿蒂5g。

用法： 用三碗水煮成一碗，缓缓服下，轻症呃逆很快即止。

功效： 化湿清热、降逆止呃。

主治： 湿热呃逆，症见呃逆，胃中嘈杂不适、睡眠不安、口干口苦、渴不欲饮，或口甜黏浊、食甜食则冒酸水、纳呆恶心、身重肢倦、小便色黄、大便黏腻不畅、舌质红、舌苔黄腻。

案例：一位6岁男孩，呃逆数日，察其舌红苔白腻，舌红为热，苔白腻为有湿，故为中焦脾胃湿热。治以清热利湿，经用本方治疗，两服药后呃逆即止。

枇杷叶粳米粥

组方：枇杷叶10g、粳米50g、冰糖少许。

用法：先将枇杷叶用包入煎，取浓汁后去渣，然后加上粳米煮粥，粥成后入冰糖少许。食用。每日1~2次。

功效：清热泻火、平胃降逆。

主治：适用于胃火上逆之呃逆，症见打嗝，声音响亮，伴有口苦口臭、手足心热、便干臭秽等。

刀豆生姜饮

组方：带壳老刀豆50g、生姜3片、红糖适量。

用法：将刀豆、生姜用水煎20~30分钟，去渣取汁，加适量红糖，待温度适宜时食用，每日1~2次。

方解：刀豆味甘性温，可温中下气、降逆止呃、益肾，常用于虚寒呃逆、胃寒呕吐。生姜可以温胃散寒。二者合用，可以温胃散寒、降逆止呃。

功效：温中健脾、散寒和胃。

主治：适用于胃寒型呃逆。多由于吃食物太凉、太多，或吹冷风，或湿气太重等导致的呃逆。

按压攒竹穴

取穴：攒竹穴。该穴在面部，当眉头陷中，眶上切迹处。

用法：以双手拇指指腹按压攒竹穴，用力要均匀、持久、柔和，以自觉胀痛为最佳效果。一次按压持续2～3分钟。连续按压2～3次。轻者，按压几分钟即可缓解。

功效：降逆止呃。

点揉内关穴

取穴：内关。该穴在前臂掌侧，腕横纹上2寸，掌长肌腱与桡侧腕屈肌腱之间。

用法：用拇指点揉内关穴5～10分钟。严重者，可以按摩双侧内关穴。

功效：具有宽胸理气、清心安神、和胃化痰的功效。

主治：各种胃部、心胸部的疾病，如胃痛、呃逆、胸闷胸胀等。

艾灸法

选穴：膻中、中脘、关元。

用法：艾条悬起灸中脘，然后灸关元，再灸膻中。每穴温和灸10分钟。一般艾灸不久即可见效。病程长者，可连续艾灸1～2周。

功效：通调三焦气机、降胃气、止呃逆。

主治： 各种类型的呃逆。

脐疗法

组方： 芒硝、胡椒各 10g。

用法： 共研细末，分装备用。用温水调成糊状，敷于肚脐。每日一次，连续数日即可。

功效： 降逆止呃。

主治： 各种类型的呃逆。

中成药

可以选择保和丸。保和丸中有山楂、神曲、莱菔子、连翘、法半夏、陈皮，可消食化积、清热和胃、散结消痞，适合治疗脾胃不和出现的打嗝、腹胀、口苦、口臭、口腔溃疡、睡眠不安的情况。

日常注意

1. 饮食适度，有节制，不过饥、过饱。
2. 少吃生冷、油腻、肉食、鱼虾、海鲜等难消化以及高能量食物。
3. 多吃能够降逆止呃、和胃的食物，如小米、刀豆、生姜、枇杷、陈皮、粳米、白萝卜等。
4. 注意腹部防寒保暖。
5. 保持大便通畅。

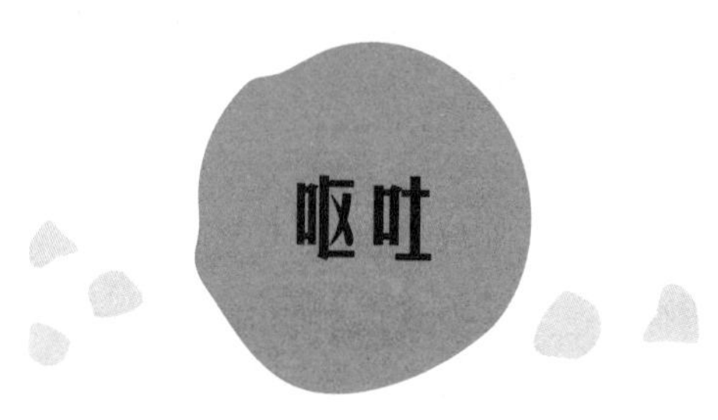

呕吐

凡食物从口中而吐，有声有物者称为呕吐。呕吐是小儿常见的一种证候，在很多疾病中都可以出现。小儿哺乳后，乳汁随口角溢出，称“溢乳”，一般不属于病态，改进喂奶方法即可。小儿呕吐多由饮食积滞、脾胃积热或脾胃虚寒等，使胃失和降，气机上逆，而致呕吐。故多用消食化积、清热和胃及温胃止呕等方法治疗。

焦米粥

组方： 粳米 100g。

用法： 将粳米炒焦，研成细末，然后再加水煎煮 10 ~ 30 分钟成粥。食粥即可。

功效： 健脾和胃、止吐止泻。

主治： 婴儿吐奶，证属脾胃虚弱者，常见吐奶、饮食不下、呕吐清水痰涎、大便夹杂不消化食物或腹泻等。

来源：《常见疾病验方研究参考资料》。

生姜陈皮小米粥

组成：生姜5片、陈皮6g、小米100g。

用法：将小米、陈皮、生姜洗净后一同放入锅内，熬成粥，食用。每日1～2次。

功效：温胃养胃、行气化湿、止呕止吐。

主治：用于脾胃不和的呕吐，或伴有头晕、疲乏、嗜睡、食欲不振、偏食、厌恶油腻、恶心等表现。

焦三仙治伤食吐

组方：焦神曲10g、焦山楂10g、焦麦芽10g。

用法：水煎30分钟后内服。可以加适量白糖或冰糖。

功效：消食化积、止呕止吐。

主治：伤食呕吐。即儿童吃得太多、太油腻，或过食鱼虾、海鲜等，表现为呕吐物酸臭、不消化，口苦口臭，腹胀、腹痛，大便干稀不调等。

橘皮茯苓生姜汤

组方：橘皮10g、茯苓10g、生姜2片。

用法：上述药物一起煮，三碗水煮成一碗，然后在药液中加入适量红糖，缓缓服下，轻证呕吐很快即止。

功效：行气化湿、降逆止呕。

主治：寒湿呕吐。多因吃的食物偏凉（尤其是在夏天，吃冷饮、喝冷水等），或者腹部没有防寒保暖，导致受凉而出现呕吐。症见呕吐物不消化、臭味不大，或吐清稀痰涎，倦怠无力，面色白，四肢欠温，或腹痛绵绵，喜暖喜按，大便稀溏或完谷不化，小便清长，舌淡苔白，脉细无力，指纹青。

枇杷竹茹汤治热吐

组方：枇杷叶 10g、竹茹 10g、生姜 2 片。

用法：煮水喝。三碗水煮成一碗，然后在药液中加入适量白糖或冰糖，缓缓服下，轻证呕吐很快即止。

功效：清热和胃、降逆止呕。

主治：胃热或食积化热之呕吐，症见呕吐酸臭，胃脘疼痛或闷胀不适，身热烦躁、口渴喜饮、唇干面赤、大便气秽或秘结、小便黄赤、舌红苔黄等表现。

苏梗黄连汤治鱼虾吐

组方：紫苏梗 10g、黄连 5g。

用法：水煎 30 分钟，内服。三碗水煮成一碗，然后在药液中加入适量白糖或冰糖，缓缓服下，轻证呕吐很快即止。

功效：消积清热、降逆止呕。

主治：吃鱼虾、海鲜类食物过多引起的食积呕吐。

三汁饮治久吐

组方：甘蔗汁 15g、梨汁 15g、生姜汁 15g。

用法：三汁一起调匀，温服。需要注意的是，喂服三汁饮时也要循序渐进，开始时喝一点，然后逐渐增加剂量，不要一次喝太多。另外，喂服三汁饮时，还要不断询问患儿的感觉，若是患儿自己感觉可以了，就不要再喂了。

功效：益胃生津、化湿止吐。

主治：久吐，胃气亏损。

按语：久吐多虚。无论什么原因引起的呕吐，若是数日不止，会出现胃阴亏虚，津液亏损，此时治疗主要以养胃阴为主，可以配合用三汁饮。

案例：去年，有一患儿连续呕吐三四天。在这几天中，饮食、喝水很少。我就让其家里人给他喝梨汁，家长随后用榨汁机榨了一个梨，稍稍喂服，持续三四天的呕吐即缓缓而解。道理就是在久吐之后，多胃阴亏虚、津液亏损，用梨汁养胃阴即可止呕吐。

小儿推拿法

1. 顺时针摩腹10分钟。
2. 揉中脘、内关、足三里各3分钟。
3. 热吐加清脾胃经、清天河水各3分钟；寒吐加揉外劳、补脾经各3分钟。

艾灸中魁穴

取穴：中魁穴。在中指背侧、近侧指间关节的中点处。

用法：遇到儿童呕吐不止者，可以用艾条悬起灸中魁穴，左右各3～5分钟，连灸3天。如《千金翼方》用中魁："治五噎反胃吐食，可灸七壮。宜泻之。"

功效：中魁穴是经外奇穴，擅长治疗脾胃疾病。

主治：呕吐、食欲不振、呃逆、牙痛等。

小儿吐乳灸中庭

取穴：中庭穴。在胸部，前正中线上，平第5肋间，即胸剑结合部。

用法：艾条点燃后，一手持艾条，距离中庭穴10cm左右，一手食指和中指分开，放在中庭穴两侧，以中指感觉不烫为宜，艾灸5～10分钟。连续2～3天。

功效：宽胸理气、和胃降逆、行气利膈。

主治：婴幼儿吐乳以及各种胃肠疾病（食管炎、食管狭窄、贲门痉挛、呕吐等）。

按语：此为老中医彭静山先生秘验绝招。

藿香正气水贴敷肚脐

组方：藿香正气水1支（10ml）、酒精棉球1个、无菌纱布1块、胶布1卷。

用法：先将藿香正气水温热，用酒精棉球蘸上藿香正气水，放在肚脐处，再用纱布和胶布固定。连续贴敷2小时。每日1～2次。连续1～3日。

功效：散寒除湿、发汗退热、止泻止呕、温中止痛。

主治：适用于外感风寒所致鼻塞、流涕、发热、呕吐、腹痛、腹泻等。

注意：若皮肤对酒精或胶布过敏，也可以选择无酒精的藿香正气水或防过敏胶布，以免刺激肌肤。

案例：一天晚上，突然有位妈妈求救："范大夫，孩子外出回来以后，突然就吐了好几次，也可能是吃多了，怎么办呢？"我说："这可能和受寒有关系。咱们先用藿香正气水贴敷肚脐，再配合顺时针揉揉肚子，随后用热水袋热敷肚子30分钟。不管是寒还是积食，都可以治疗。"第二天早上，这位妈妈就发过来好消息："范大夫，这个藿香正气水真不错，已经基本恢复正常了。今天她喝了点母乳又睡着了，母乳量比较少，今天还需要贴藿香正气水巩固一下吗？"我说："可以的。"

吴茱萸贴肚脐

组方：吴茱萸20g。

用法：将吴茱萸烘干，研为细末，用温醋调成糊状，然后贴敷肚脐（神阙穴），用纱布盖住，胶布固定好即可。

功效：温中和胃、降逆止呕。

主治：儿童受寒呕吐。症见呕吐，伴有面色发白、腹痛、腹泻等。

大黄丁香贴肚脐

组方：大黄、丁香、甘草各 10g。

用法：将以上药物研成极细粉末，用热醋调成糊状，然后贴在肚脐（神阙穴），外面用纱布盖住后，再用胶布固定。每日一次，连续 3 ~ 5 次。

功效：清热和胃、降逆止呕。

主治：胃中有热，食后即呕吐者。

常用中成药

保和丸（颗粒）：保和丸是儿童伤食呕吐的常用有效中成药。主治伤食所致胃脘胀痛，嗳腐吞酸，呕吐，伴有不消化食物。所谓“食生灾，保和消”。

木香顺气丸：儿童吃冷饮过多，或吃生冷水果太多，尤其是夏天，容易导致腹部胀满不适，或呕吐腹泻，大便黏腻，舌苔白者，多为湿浊中阻，脾胃不和所致，可以用木香顺气丸治疗或预防。该药行气化湿，健脾和胃。可治湿浊中阻之胸膈痞闷，脘腹胀痛，呕吐恶心，嗳气纳呆。

附子理中丸：儿童脾胃受寒以后，突然腹痛、呕吐，也可以酌用附子理中丸治疗。

日常注意

1. 呕吐时进食，宜先流质饮食，待病情稳定，然后逐步增加，切不要着急。

2. 进食宜清淡、好消化的食物。禁忌油腻，各种肉食，鱼、虾、海鲜等。

3. 多吃能和胃止吐的食物，如小米、刀豆、大枣、生姜、莲子、芡实、薏米等。

4. 注意防寒保暖。很多儿童呕吐多因受寒所致，故应注意腹部的防寒保暖。

5. 若是由感冒发热所致呕吐，则应先治疗原发病。

6. 若是呕吐剧烈，滴水不进，甚至出现眼窝凹陷、皮肤松弛等脱水症状者，应及时去医院就诊。

Tips

如何避免儿童打嗝或漾奶

1. 避免喝奶太急。打嗝漾奶常在刚喝完奶时发生，多是喂食时吃得太急，气机升降不利导致。

2. 喂奶以后要拍嗝。母亲在喂奶以后，空气会随着奶进入胃部。故需要抱着幼儿，让幼儿头部靠近肩膀，然后轻拍其后背1分钟左右。拍嗝出来即可避免漾奶。

3. 避免胃部受寒。吃凉的食物导致胃部受寒，或穿衣受寒等均可出现打嗝症状。

4. 避免伤食。食物堆积在胃部，胃气升降不利，可导致打嗝。

5. 轻揉腹部。用手顺时针摩揉腹部，可以促进肠胃蠕动和消化。有助于避免打嗝或漾奶。

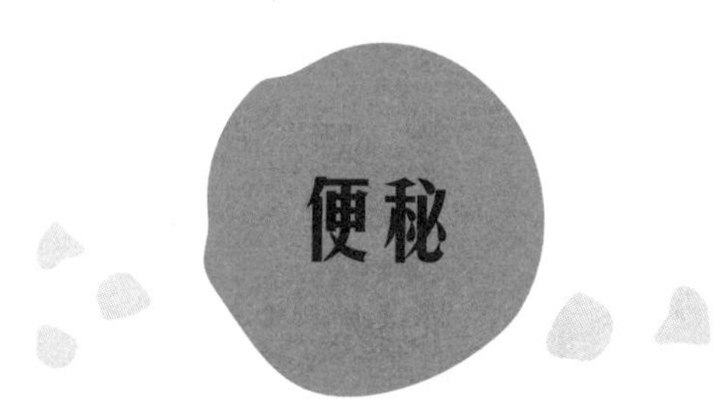

便秘

便秘是指粪便在肠内滞留过久、秘结不通、排便周期延长；或周期不长，但粪质干结、排出艰难；或虽有便意，但便而不畅为主要表现的病证。若超过2日即可视为便秘。本症可以单独出现，也可以由于多种原因引起。

先来了解一下儿童正常的排便次数。新生儿（出生后满28天这一段时间的婴儿）：一般6～8次/日，刚出生的时候甚至一天排便可以达到10次。1～2个月大的婴儿：3～6次/日。3～6个月大的婴儿：1～3次/日。7个月～1岁：1～2次/日。1岁以上：排便规律已经接近于成人，为1～2次/日，或1次/1～2日。

五仁粳米粥

组方：黑芝麻、松子仁、核桃仁、桃仁、甜杏仁各10g，粳米100g。

用法：将上述食材洗净，放入锅内，煮至成粥。然后食粥即可。每日1～2次。可以加适量红糖或白糖。

功效：健脾补肾、敛肺定喘、润肠通便。

主治：儿童习惯性便秘，难以分出来寒热虚实，均可用之。

胖大海治疗新生儿便秘

组方：胖大海3～6枚。

用法：以开水150ml泡15分钟，每取10ml左右兑入奶瓶中，每日2～3次即可。

功效：温和、凉润、通便。

主治：新生儿便秘。

按语：经常添加奶粉的婴幼儿，或者在北方的冬季，由于室内有暖气，空气燥热，都会引起新生儿便秘。多属于肠胃略有燥热，津液亏损所致。有许多小儿大便燥结，数日一行，甚至出现肛裂。或怕痛而不敢大便，更加重便秘。皆可以用胖大海温和、凉润的方法通便。

案例1：一位同事晚上8点给我发微信："范大夫，晚上好，打扰一下。我家宝宝6个多月了，我们给她加了米粉，其他的辅食没加。这周我觉得有点不消化似的，五六天拉一回，有时候排气就拉出一点来，奶瓣也多。但精神还挺好的，您说这种情况应该怎么办呢？"我说："这个好办。用胖大海10g，泡水喝。"同事又说："多问一句，胖大海不是治嗓子疼的吗？"我回答道："也能通便。"过了一段时间，又碰见她了，对我说："范大夫，这个胖大海真管用。我们家宝宝用胖大海3个，泡水喝了一天，大便就通了。真没有想到，这个胖大海治疗儿童便秘这么管用。"我都快把这件事情给忘了，经她提醒，才又回想起来。她又问道："这个胖大海治疗成人便秘行不行？"我说："也可以，效果要差一些。"

案例2：曾经治疗一位刚出生10天大的婴儿，出现便秘，干结难行，2～3日1次大便。然后嘱咐其父母用胖大海泡水，服用。其父母在疑虑中给孩子使用本法。2天后，大便排出通畅，便秘痊愈。

蒲公英治小儿便秘

组方：新鲜蒲公英30～60g（或干品15g）。

用法：将新鲜蒲公英水煎15～20分钟，煎至100～150ml，每日1剂，顿服。年龄小、服药困难者，可分2～3次服。药煎好后，可加适量白糖或蜂蜜调味。疗程视病情而定。

功效：清热通便。

主治：热结便秘，症见大便干结难解，排便臭秽，甚至出现痔疮，常伴有面色发红、口苦口臭，甚至口腔溃疡者。

茉莉花茶治便秘

组方：茉莉花茶叶 6g。

用法：泡水服用。

功效：升清降浊、润肠通便。

主治：气机不畅之便秘。

按语：茉莉花茶气味芳香，禀肺金之色，善开肺气之郁，能升脾胃清气，化湿气；味苦能降胃中浊气，故用茉莉花茶一升一降，气机恢复升降，大便得通。清朝名医叶天士也说："气结则上焦不行，下脘不通，不饥不欲食，不大便，皆气分有阻。如天地不交，遂若否卦之义。然无形无质，所以清之攻之不效。"故凡是遇到便秘、气机不畅者皆可以用，适用于各种类型的便秘不通。

案例：我的孩子在 6 个多月时，平日大便很规律，突然 3 天还没有大便。可把在家帮忙照顾孩子的岳母急坏了，反复问我怎么办。我说先用顺时针摩腹，然后再给孩子喝点茉莉花茶。岳母照做了，孩子当日即大便 2 次。后来有一次喝茶喝得太多，兴奋地难以入睡。

注意：要尽量在白天喝茶，避免在晚上喝茶。

决明子茶治便秘

组成： 决明子 10g。

用法： 将决明子放于茶杯中，加沸水 100～200ml。待水温合适后，内服。

功效： 润肠通便、清肝明目。

主治： 胃肠有热，大便秘结。

注意： 体质虚寒者不宜使用。

增液汤治便秘

组方： 玄参、麦冬、生地各 15g。

用法： 开锅后用小火煎煮 15 分钟。

功效： 清热滋阴、生津润肠、润燥通便。

主治： 大便干结，口渴，舌干红，脉细数或沉而无力，属于大肠干燥，阴亏便秘者。

注意： 煎煮时间不要超过 15 分钟。

案例： 人体受自然环境的影响非常大，尤其是在北方冬天。曾治疗一位 1 岁多的小儿，大便干结难解，其母曰每次大便下来的时候，都干结成几个球，碰得马桶“砰砰”响。细问之下方知，由于在北方，家里暖气的温度太高，太热，室内干燥，导致大肠阴液亏虚。此为津亏便秘，可用增液汤。给其用增液汤治疗，当日即通便，数日后，便秘痊愈。

小儿推拿法

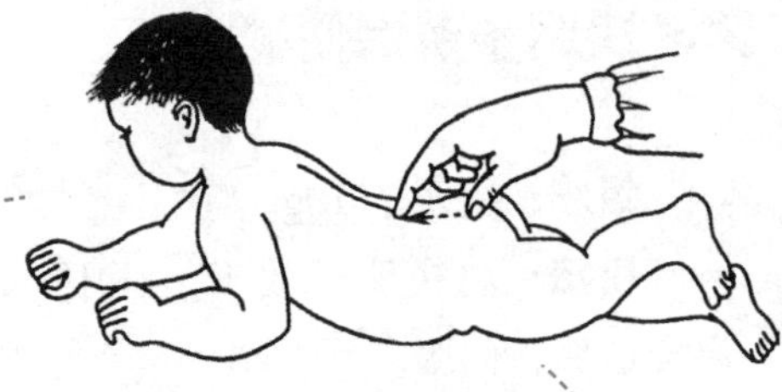

1.

图 24　推上七节骨

基本治法　顺时针摩腹揉脐 10 分钟，揉天枢、清大肠、横擦腰骶部各 3 分钟，推下七节骨 300 次。

第四腰椎到尾椎骨端（长强穴）成一条直线。用拇指或食中指指腹自下向上推之，称推上七节骨（图 24）；自上而下推，称推下七节骨。推上七节骨能温阳止泻，主治虚寒腹泻、久痢等，多与补大肠、揉百会等合用。推下七节骨能泻热通便，多用于肠热便秘、痢疾等症。

2. 加减法

（1）肠胃有热：加清小肠、清天河水各 300 次。

（2）脾胃气血亏虚：加揉足三里、揉涌泉各 3 分钟，捏脊 3 ~ 5 次。

（3）肠燥津亏：加清脾经 300 次，揉二马、揉肾俞各 2 ~ 3 分钟。

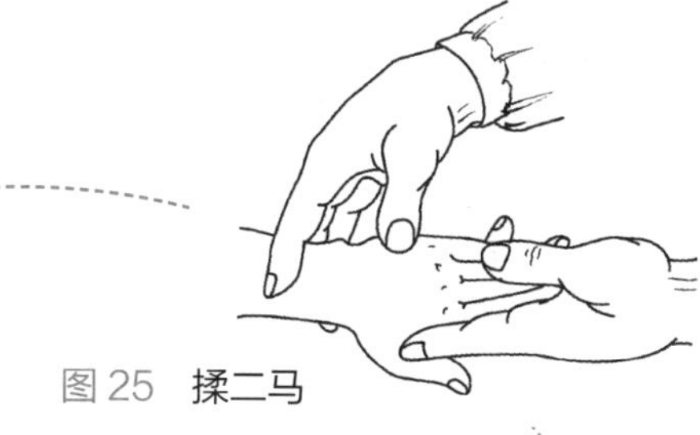
图 25 揉二马

二马穴在手背无名指及小指掌指关节后方凹陷中，又名二人上马、上马。用拇指或中指端揉二马穴，称为揉二马（图 25），具有滋阴补肾、顺气散结、利水通淋的功效，为补肾滋阴的要法。

肾俞在腰部，当第 2 腰椎棘突下，旁开 1.5 寸。用拇指揉肾俞穴，称为揉肾俞（图 26），能滋阴壮阳、补益肾元，常用于治疗肾气、肾阴、肾阳不足所致的病症，如腹泻、便秘、遗尿、发育迟缓、肢体痿软等。

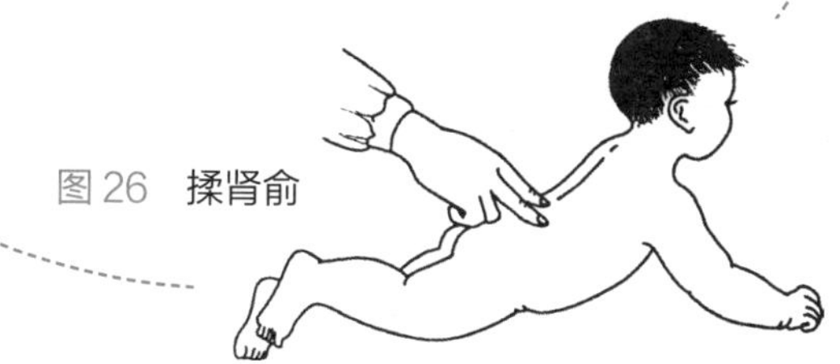
图 26 揉肾俞

（4）脾胃虚寒：加推三关、补脾经各 300 次。

（5）食积气滞：加搓摩胁肋、顺运内八卦各 2 ~ 3 分钟。

蜜煎导法

取材：蜂蜜。

用法：取蜂蜜适量，在锅内熬煎浓缩，趁热取出，捻成如小指样二寸长的栓子，塞入肛门内。

功效：温润通便。

主治：适用于儿童、病后或老年、新产等体质较弱，肠胃津液不足，大便秘结，体虚不任攻下者。

热敷法治便秘

选取部位：整个腹部。

用材：粗盐布袋。

方法：将粗盐放在锅里，点火加热，等锅内粗盐出现噼啪声响的时候，用铁铲不断翻炒，待到响声密集时停下来，再用铁铲将粗盐放在包好的布袋里（或直接用微波炉加热），隔衣放在肚子上（注意防止烫伤），每次热敷20～30分钟，每日2～3次。

功效：温阳散寒、行气通便。

主治：便秘有寒有热，儿童便秘也有受寒导致的，表现为腹痛腹胀、发热、便秘等症状，可用热敷法缓解并治疗。

肚脐贴敷治便秘

组方：杏仁15g、食盐15g、葱白4段。

用法： 先将杏仁去皮，生用捣碎，再将葱白切碎，杏仁、葱白和食盐混在一起，搅拌均匀，做成膏状，贮瓶备用。用时取 5～6g 放在肚脐上，外面用纱布盖住，再用胶布固定。

功效： 润肠通便。

主治： 用于各种类型的大便不通。

习惯性便秘方

组方： 黄柏 6g、枳实 6g、厚朴 6g、火麻仁 30g、金银花 9g、连翘 6g、荆芥 6g、当归 10g、党参 9g、炙黄芪 9g、苍术 6g、鸡矢藤 30g、川牛膝 9g、白芍 9g、肉苁蓉 10g、生大黄（后下）4g。

用法： 大火烧开锅，换用小火煎煮 25 分钟后放生大黄，再煎煮 5 分钟即可。以上为 6～9 岁儿童适用剂量。临证时可以适量增减药量。

功效： 温阳补气、滋阴降火、消积通便。

主治： 习惯性便秘，症见无明显原因的长期慢性便秘，平素大便数日一行，便干、便硬，颜色发黑，甚至结块。

常用中成药

枳实导滞丸：由枳实、大黄、黄连、黄芩、六神曲、白术、茯苓、泽泻组成，具有消积导滞、清利湿热之功效。主治饮食积滞、湿热内阻所致的脘腹胀痛、不思饮食、大便秘结、痢疾里急后重。

麻子仁丸：具有润肠泻热、行气通便之功效。主治肠胃燥热，脾约便秘证，症见大便干结、小便频数，苔微黄、少津。

六味地黄丸：用于小儿习惯性便秘，大便干结如羊屎球者。六味地黄丸是北宋儿科名医钱乙针对小儿所创立的药方，是小儿专用药，用于小儿肾阴亏虚病证。用量用法：年龄：1岁，成人1/5用量。2～3岁，成人1/4用量，3岁以上，成人1/3用量，5岁以上，成人1/2用量。在连续服用2周以上仍旧疗效不佳者，建议停用。

案例：曾用六味地黄丸治疗多例比较顽固的儿童便秘。一位9个月大的患儿，从3个月大的时候就开始便秘，以后逐渐严重。就诊时，已经出现五六日，甚至十余日一次大便。因便秘严重，导致痔疮出血，每次排便时，肛门撕裂，鲜血滴在便盆，到处都是。余给予六味地黄丸内服治疗，连续服用1个月后，便秘基本痊愈，排便能保持每日一次。

通便食物

火龙果：火龙果是大家熟悉的水果，汁多味清甜，同时也是比较温和的通便水果。火龙果性平、微寒，味甘酸，归肝、脾、胃、大肠经。具有清热凉血、生津止渴、润肠通便之效。适用于儿童由于大肠燥热津亏所致便秘，症见大便干结、便秘难解、小便发黄、口舌生疮等症。注意虚寒便秘不宜用。

木瓜：味道香甜，也是比较温和的通便水果。木瓜性温、微寒，味甘，归肝、脾经，助消化通便之余，还能消暑解渴、润肺止咳。

黑芝麻：润肠通便。

核桃：润肠通便。

蜂蜜：润肠通便。蜂蜜善于补益身体的不足，适合身体偏弱、没有热象、气血亏虚的患者。可以每日定时定量喝一些蜂蜜，润肠通便。

日常注意

1. 应注意腹部防寒保暖。受寒也会导致便秘，中医称之为“寒结”。故夏天应避免空调直吹腹部，不要进食冰冷食物、喝冷饮等。

2. 宜进食清淡、容易消化的食物。禁忌油腻，各种肉食、鱼、虾、海鲜等。

3. 多吃能够润肠、下气、通便的食物，如火龙果、木瓜、蜂蜜、黑芝麻、当归、决明子、杏仁、白萝卜、马齿苋、菠菜、竹笋、番茄、香蕉、蒲公英等。

4. 平时也应带孩子出来散步，多运动有助于排便。也应多晒太阳。

5. 保持良好的排便习惯，以及作息规律。

6. 有些儿童便秘是心情紧张，不能适应幼儿园或陌生的环境。故家长平时应和孩子保持沟通，让孩子心情放松，并逐步适应各种环境。

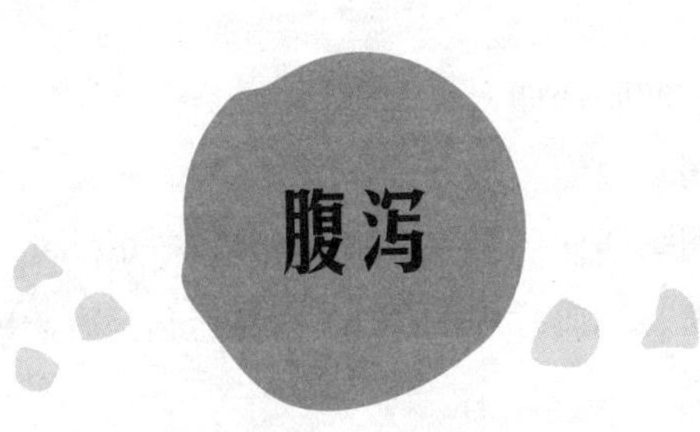

腹泻

腹泻是以大便次数增多、便下稀薄，甚至如水样为主证的常见病症，也是儿童常见病、多发病，年龄愈小，发病率愈高。腹泻一年四季均可发生，但以夏秋季节较多。尤其是到了夏秋交接的时候，很容易发生小儿腹泻。

腹泻常因感受外邪、内伤乳食或脾肾阳虚等，导致水反为湿，谷反为滞，饮食的精华之气不能被脾胃吸收并输布到全身，反而混合在一起，从大肠而走，发为腹泻。腹泻易耗气伤阴，治疗不当，甚至引起脱水、阴阳俱伤等危重变证。慢性腹泻若迁延不愈，也可引起营养不良，乃至影响生长发育。

高粱米治腹泻

组方： 高粱米一两（50g）。

用法： 将高粱米洗净，倒入适量清水，煮粥，食用。

功效： 具有和胃、消积、温中、涩肠胃、止腹泻的功效。

主治： 儿童腹泻，无论寒热虚实，都可以用。如《本草纲目》曰："温中、涩肠胃。"

焦三仙治腹泻

组方：焦神曲10g、焦山楂10g、焦麦芽10g。

用法：水煎30分钟后内服。可以加适量白糖或冰糖。

功效：消食化积、和胃止泻。

主治：食积或母乳性腹泻。尤其是刚添加辅食的儿童最容易出现食积泄泻。常常在临床上见到一些婴幼儿，添加辅食过早，或者吃的食物较多，或者饮食不慎等都会出现腹泻。腹泻时常常夹杂奶瓣、菜叶、肉等不消化食物。都可以配合本法治疗。

按语：很多母乳性腹泻患儿，多是由于脾胃不和或脾胃不足引起来的。一两个月的婴儿，每次服用3～5ml药液；三四个月的婴儿每次服用5ml；6个月到1岁的幼儿，每次服用10～15ml；1～2岁的儿童，每次服用20～30ml。

案例：曾治疗一位5岁患者，大便偏稀，且出现黄色油状大便（排便后，有一层油浮在水面）。详细询问得知，该患者多食鱼子后，突然腹泻，出现油状大便。父母此前未曾遇到过本病症，极为担心害怕。此种情况属于过食，诊为饮食积滞。予以焦三仙消食化积治疗，即焦山楂10g、焦神曲10g、焦麦芽10g，煮水，内服。次日随诊，病症痊愈。

藿香正气水贴敷肚脐

取穴： 神阙（肚脐）。

组方： 藿香正气水1支（10ml）、酒精棉球1个、无菌纱布1块、胶布1卷。

用法： 先将藿香正气水温热，然后用酒精棉球蘸上藿香正气水，放在肚脐处，再用纱布和胶布固定。连续贴敷2小时。每日1～2次，连续1～3日。

功效： 散寒除湿、发汗退热、止泻止呕、温中止痛。

主治： 风寒腹泻。有不少儿童感受风寒，尤其是夏天更容易出现。表现为上吐下泻，大便不成形，甚则如稀水样，一日数次，伴流清涕、腹痛、不消化食物，大便不臭或略酸臭，舌苔薄白。

注意： 若皮肤对酒精或胶布过敏，也可以选择无酒精的藿香正气水或防过敏胶布，以免刺激肌肤。

十枣汤治腹泻

组方： 大红枣10个。

用法： 将红枣剥开，放入锅内，煎煮30分钟，内服大枣汤。

功效： 温脾和胃、温肠止泻。

主治： 适于各种药物性腹泻或脾胃虚寒腹泻。

按语： 本法源于《伤寒论》十枣汤，原方是由甘遂、大戟、芫花、大枣（十枚）组成，功效为泻下通便、攻逐水饮，用于治疗悬饮、咳唾胸胁引痛、水肿等病症。因甘遂、大戟、芫花三药峻猛有毒，易伤正气，故以大枣十枚为佐，煎汤送服。此处用大枣的寓意有三：缓和诸药毒性；益气护胃，减少药后反应；培土制水，邪正兼顾。我们这里用的十枣汤，就是在《伤寒论》十枣汤原方中去甘遂、大戟、芫花，只用大枣，保留其益气护胃和培土制水的作用。大枣既然能够缓解甘遂、大戟、芫花这么强烈的泻下之药，也就可以缓解儿童的急性腹泻。这种灵活变通，用来缓解腹泻的方法，也算是对中医经典的传承与发扬吧。

艾灸神阙穴

取穴：神阙（肚脐）。

方法：将艾条点燃后，一手持艾条，距离神阙穴10cm左右，另一手食指和中指分开，放在神阙穴（肚脐）两侧，以中指感觉不烫为宜，艾灸5～10分钟。连续2～3天。

功效：温阳散寒、化湿止泻。

主治：脾胃寒湿腹泻。或久泻、暴泻。

案例：大约十多年前，一位朋友的儿子，还不到十个月，突然腹泻不止。我看了看，肛门不红，拉出来的大便偏稀，颜色发黯，诊断为脾胃寒湿。这个时候让家长做逆时针摩腹20～30分钟，再配合艾灸神阙。治疗了一次，腹泻即痊愈。

五倍子粉贴肚脐治久泻

取穴： 神阙穴（肚脐）。

方法： 将五倍子50g炒黄，研成粉末，用醋调成糊状，贴在肚脐上。每日更换一次。若增强疗效，可再用艾条艾灸肚脐15分钟左右。连续1～3日。

功效： 温阳散寒、收敛止泻。

主治： 本法最为适合脾胃虚寒证的腹泻，小儿久泻不止，肛门不红；或暴泻不止，泄泻无度者。

注意： 暴泻经治疗后，虽暂时止泻，也需要根据病症辨证论治，以治其本。

案例： 十多年前，老家的侄女暴泻3日，一日腹泻十余次，遍治无效。家人给我打电话，问：有什么好方法治疗这个暴泻？突然我想到高树中教授《一针疗法》书中介绍过用五倍子贴敷肚脐治疗腹泻的记载。然后想，现在暴泻，无论是虚是实，都要先止住泻。那么用五倍子贴敷肚脐也是适合的。遂让家人买来五倍子50g，先把五倍子放在锅里炒黄，研成细细的粉末，然后每次取5g左右，用热醋调成糊状，贴在肚脐上。为了加强一下效果，再用艾条艾灸肚脐15分钟左右。竟然一次而愈，仅仅花了几块钱。

药物肚兜法

组方： 干姜、肉桂、川椒、胡椒、生姜、葱白等各等份。

用法： 将上述药物放到锅里炒热，装在肚兜里，再放在孩子的腹部热敷，上面用被子盖好。热敷 20～30 分钟，每日 1～2 次，连续 2～3 日。

功效： 温阳散寒、止痛止泻。

主治： 受寒导致的腹泻。

注意： 热敷完以后，将肚兜用密闭的袋子装起来，不要让气味跑了，下次还能接着用。

苦参木香散治湿热泻

组方： 苦参 60g、木香 10g。

用法： 将两者混合，共研细末，贮密闭瓶中备用。用时取药末 5～6g，温开水调如糊状，敷于肚脐上，外盖以纱布，胶布固定。每日换药 1 次。

功效： 清热利湿、燥湿止泻。

主治： 适用于湿热型泄泻、痢疾。腹泻属于湿热证者，症见大便黄褐色、臭秽，肛门灼热、发红等。

日常注意

1. 很多儿童腹泻因受寒所致，因此要注意腹部防寒保暖，夏天应避免空调直吹。

2. 多吃能帮助止泻的食物，如石榴、乌梅、芡实、荠菜、韭菜、香菇、金花菜、高粱米等。多吃健脾和胃的食物，如大米、小米、冬瓜、薏米、莲子、山药等。

3. 腹泻进食宜清淡、好消化的食物。禁忌油腻，各种肉食、鱼、虾、海鲜等。不要进食冰冷食物、喝冷饮等，以免加重腹泻。

4. 预防脱水。因腹泻容易造成脱水，故多喝温热的淡盐糖水。如出现腹泻十余次，量多，眼窝凹陷，皮肤松弛等脱水者，或高热不退等严重病症，应及时去医院就诊。

5. 不能乱吃止泻药。首先应做检查或化验，若是有细菌或病毒感染者，慎重使用止泻药。

6. 保护臀部。每次便后都要为患儿清洗臀部，外面再涂些油脂类的药膏，以防被粪便、尿液浸渍而出现尿布皮炎。

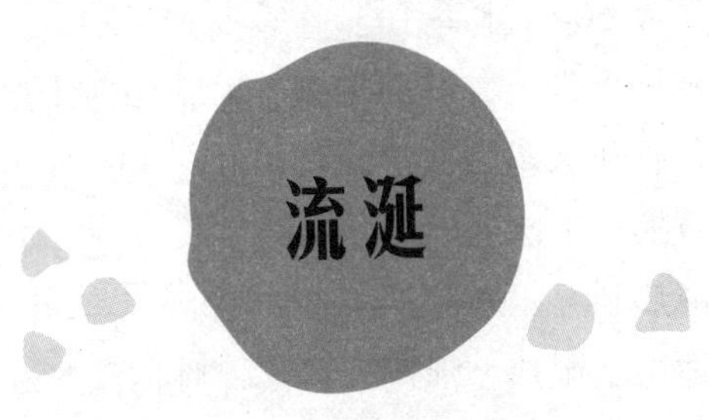

流涎

新生儿涎腺细胞不发达，唾液分泌很少，每昼夜为 50 ~ 80ml（成人平均为 1000 ~ 1500ml）。到三四个月时，唾液分泌量开始增多，每昼夜约为 200ml。五六个月后显著增加，发生流涎现象。婴儿口腔浅，不会下咽以调节口腔内过多的唾液，因而发生流涎。随着年龄增长，直到牙齿萌出，口腔深度增加，婴儿学会吞咽来调节过多的唾液，这种流涎自然消失。

但也有很多幼儿这种现象并不能消失，口水不断，称之为流涎。小儿流涎俗称流口水，是指唾液不自觉地从口内流溢出来，3 岁以下的幼儿最为多见，中医称为“滞颐”。中医认为，小儿流涎多由于脾胃虚寒或脾胃积热，使涎液不能正常制约，流出口外所致。故其治疗也多从调理脾胃入手。

绿豆甘草汤

组方： 绿豆 30g、甘草 4g。

用法： 水煎 15～20 分钟。频频服用，每日 1 剂，连服 1 周。

功效： 清热消积。

主治： 小儿流涎，属于脾胃积热者，症见流涎黏稠、口气臭秽、食欲不振、腹胀、大便闭结或热臭、小便黄赤、舌红苔黄腻、脉滑数、指纹色紫。也可以治疗口腔黏膜有溃疡，或有炎症，口舌疼痛者。

姜枣神曲陈皮茶

组方： 生姜 2 片、大枣（剥开）2 个、神曲 6g、陈皮 6g、食糖适量。

用法： 将生姜、大枣、神曲放入锅内，加水煮沸后加适量红糖，代茶饮。频频服用。

功效： 温胃散寒、行气化湿、止涎。

主治： 小儿流涎，属于脾胃虚寒者，症见流涎清稀、口淡无味、面色发白或萎黄、肌肉消瘦、懒言乏力、饮食减少、大便稀薄、舌质淡红、苔薄白、脉虚弱、指纹淡红。

茯苓大米粥

组方：大米 50g、白茯苓 6g。

用法：将白茯苓洗净，烘干，研为细末。然后和大米一起煮成稀粥，趁热食用。每日早晚各 1 次，连用 3 ~ 5 日。

功效：健脾益气、化湿止涎。

主治：湿气重所致的小儿流涎。

按语：夏天雨季，湿气较重，困阻脾胃，脾胃不能制约涎液，出现流涎。对此可以用本法来治疗。

薏苡扁豆山药粥

组方：山药、薏苡仁各 30g，白扁豆 10g。

用法：煮为稀粥。服食。

功效：健脾益气、化湿止涎。

主治：用于小儿流涎，不论寒热，均可使用，尤其是流涎日久，气血亏虚者。

按语：《幼科释迷》曰："小儿多涎，亦由脾气不足，不能四布津液而成。若不治其本，补益中气，而徒去痰涎，痰涎虽病液，亦元气所附，去之不已，遂成虚脱，应引以为戒。"本法健脾益气，补益中气以治其本。

甘草干姜汤

组方：炙甘草 10g、干姜 5g。

加减：若呕吐加苏子6g、陈皮6g；若大便溏稀加白扁豆、莲子各 6g；大便干加胖大海 6g。

用法：水煎 30 分钟。

功效：温肺化饮、温补脾胃、散寒止咳。

主治：肺胃虚寒，症见体质虚弱，容易感冒咳嗽，咳吐白痰或痰涎，量多清稀，食欲不振，自汗出，小便频数，遗尿，心烦，微恶寒怕冷，腹痛，腹胀等。

来源：《伤寒杂病论》。

按语：以本法治疗脾胃各种寒证，如胃脘痛、吐酸、脘腹胀、腹泻、流涎（口水）、胸痛、眩晕、咳嗽等，一般均有良好效果。

脐疗法

组方：益智仁、车前子、甘草各 10g。

用法：取上药共研细末备用。每次取药大约 3 ~ 5g，用热醋调成稀糊状，敷于患儿的肚脐处，外用伤湿止痛膏固定。敷药期间，可间断用热水袋热敷肚脐处。每日 1 次，一般 3 ~ 5 日即可见效。

功效：温脾摄唾。

主治：用于小儿流涎，无论寒热。

小儿推拿法

1. 清补脾经500次，清天河水、推三关、补肺经、补肾经各200次。
2. 摩腹（顺逆各半）5~10分钟。
3. 运内八卦、揉中脘、揉足三里各3分钟。
4. 捏脊3次。

肉桂粉贴涌泉法

组方：肉桂10g。

用法：将肉桂研细为末，用醋调至糊饼状，贴敷两足涌泉穴，每晚睡前敷药，次晨取下，连敷3~5日。

功效：温脾摄唾。

主治：适用于脾胃虚寒流涎。

吴茱萸胡黄连外治法

组方：吴茱萸10g、胡黄连10g。

用法：将两者共研为细末，加适量醋共调成糊状，敷足心，次日清晨取下，每日1次，连续数日。

方解：吴茱萸可以引火下行，胡黄连可以清虚热，适用于脾胃湿热或脾胃虚寒所致流涎。二者合用，可以清虚热、温脾寒、摄津液。

功效：引火下行。

主治：适用于各种类型的流涎。

中成药

可以选择健脾化湿的中成药，如参苓白术散、香砂六君子丸。偏于脾胃有热者，可以用保和丸或者小儿七星茶颗粒。

日常注意

1. 脾胃虚寒型患者，宜多食温中健脾的食物，如小黄米、生姜、大枣、山药、莲子、陈皮、韭菜、花生、核桃等。注意脾胃的防寒保暖。

2. 脾胃积热型患者，宜多食清热养胃、泻火利脾的食物，如菱角（煮熟的）、绿豆、丝瓜、雪梨汁、西瓜汁、薏米、粳米、苦瓜、菊花等。

3. 脾胃痰湿较多者，应多食能健脾化湿的食物，如薏米、莲子、山药、蚕豆、香椿、大头菜、白扁豆、芡实、茯苓等。

4. 此类患儿常有口咽黏膜炎症或溃疡，注意避免给予具有刺激性的食物，少吃辛辣、油腻、肉食。

5. 需排除一些病理性原因，如乳牙生长引起口腔和咽黏膜的炎症，脑炎后遗症、延髓麻痹等。若有这些病症，则应以治疗原发性疾病为主。

6. 注意经常漱口，防止口腔炎症。孩子长牙，或经常把手指伸进口里，会造成口腔炎症，导致口水不断。

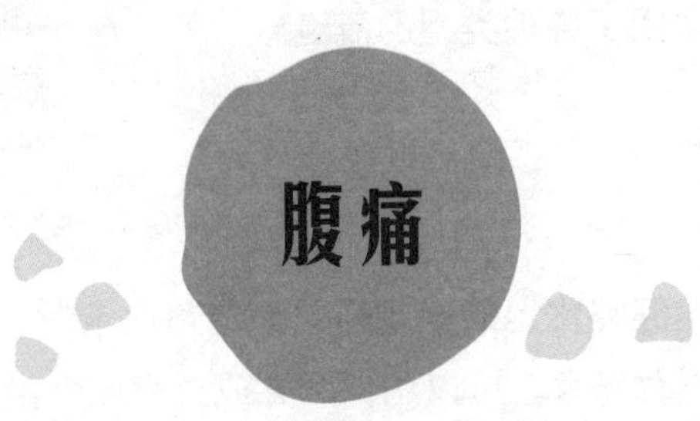

腹痛

腹痛是胃脘部、肚脐两旁及耻骨以上部位发生的疼痛。腹痛涉及的范围很广，许多内、外科疾病均可以出现腹痛的症状，如淋巴结炎（肿大）等。本病也包括婴儿在 2 个月大左右时常见的功能性肠痉挛（症见腹部疼痛，常常无故哭闹，难以安抚，频繁吃奶，吃过奶之后仍然哭闹）。

从中医来看，腹痛常见的原因为感受寒邪、脾胃虚寒、乳食积滞、蛔虫扰动。其中又以脾胃虚寒和乳食积滞最为常见。故其治疗也多以温阳健脾、散寒止痛、消食化积为主。

姜枣花椒汤

组方： 生姜 3 片、大枣（剥开）3 个、花椒 3g。

用法： 煮水喝。也可以加上适量红糖。

功效： 温胃散寒、行气止痛。

主治： 脾胃寒湿腹痛，症见腹部疼痛难忍，甚至疼痛剧烈、面色发白，常伴有腹泻，大便颜色偏黯，且有受寒病史者。

甘草干姜汤

组方：炙甘草10g、干姜5g。

加减：若呕吐加苏子6g、陈皮6g；若大便溏稀加白扁豆、莲子各6g；大便干加胖大海6g。

用法：水煎30分钟。

功效：温肺化饮、温补脾胃、散寒止咳。

主治：肺胃虚寒，症见体质虚弱，容易感冒咳嗽，咳吐白痰或痰涎，量多清稀，食欲不振，自汗出，小便频数，遗尿，心烦，微恶寒怕冷，腹痛、腹胀等。

来源：《伤寒杂病论》。

按语：以本法治疗脾胃各种寒证，如胃脘痛、吐酸、脘腹胀、腹泻、流涎（口水）、胸痛、眩晕、咳嗽等，一般均有良好效果。

大建中汤

组方：人参3g、干姜3g、花椒3g、饴糖18g。

用法：先将人参、干姜、花椒煎煮30分钟，倒出药液，再将饴糖放入药液内，缓缓化开，趁热服用。

功效：温阳补中、散寒止痛。

主治：脾胃寒湿腹痛。症见猝然腹痛、疼痛剧烈，甚至面色发白，呕吐，不欲食，或者腹痛隐隐，平素脾胃容易虚寒者。

来源：《金匮要略》。

艾灸神阙法

取穴：神阙（肚脐）。

方法：将艾条点燃后，一手持艾条，距离神阙穴 10cm 左右，另一手食指和中指分开，放在神阙穴（肚脐）两侧，以中指感觉不烫为宜，艾灸 5 ~ 10 分钟。连续 2 ~ 3 天。

功效：温阳散寒、行气止痛。

主治：脾胃寒湿腹痛。

热敷法

选取部位：整个腹部。

用材：粗盐、布口袋。

方法：将粗盐放在锅里，点火加热，等锅内粗盐出现噼啪声响的时候，用铁铲不断翻炒，待到响声密集时停下来，再用铁铲将粗盐放在包好的布袋里（或直接用微波炉加热），隔衣放在肚子上（注意防止烫伤），每次热敷 20 ~ 30 分钟，每日 2 ~ 3 次。

功效：温阳散寒、行气止痛。

主治：此法适用于寒证腹痛严重，冷痛，手脚发凉，甚至全身出冷汗等。

按语：本法同时对受寒导致的腹部淋巴结肿大、幼儿功能性肠痉挛等有较好疗效。

藿香正气水贴敷法

取穴：神阙（肚脐）。

用药：藿香正气水、酒精棉球、无菌纱布、胶布。

用法：先将藿香正气水温热，然后用酒精棉球蘸上藿香正气水，放在肚脐处，再用纱布和胶布固定。每次 2 小时左右。每日 1 ~ 2 次。连续数日。

功效：散寒化湿、行气止痛。

主治：儿童受寒腹痛，尤其是夏天乘凉饮冷、吹风着凉等所致腹痛。

注意：藿香正气水要温热后使用，太凉很可能会加重腹痛。

顺时针摩揉腹法

选取部位：整个腹部。

方法：用手掌呈顺时针方向摩，称为摩腹。若是儿童积食腹痛，大便不通，也可以稍稍用力，带动皮下组织，甚至大肠小肠蠕动，称为揉腹。连续揉腹、摩腹 20 ~ 30 分钟。

功效：行气理气、消积导滞、温阳散寒、缓急止痛。

主治：儿童各种类型的腹痛，如肝气犯胃腹痛、受寒腹痛、积食腹痛等。

按语：《厘正按摩要术》言：“摩腹，用掌心团摩腹上，治伤乳食。”顺时针摩腹治疗腹痛，疗效甚好，无论受寒或者积食均可用之。但需要注意，顺时针摩揉腹部，时间要久，方可有效。

案例：一个小姑娘在我这儿看完咳嗽以后，突然哭了起来，说肚子疼，不舒服。像这种突然的腹部不舒服，常见原因就是受寒，包括吹空调、喝冷饮等，或兼而有之，内外相引而发病。此时正可用推拿按摩的方法治疗，于是用轻柔的手法给小姑娘摩腹、揉腹，大约十多分钟之后，她的肚子就不疼了，非常有效。

生姜水泡澡法

组方：生姜250g。

方法：将生姜切成片，放入锅内，加水3000ml左右，加热，煮沸2～3分钟。然后将姜水倒入适宜的水盆或水桶中，再加上适量凉水，待水温适宜，将患儿放入澡盆中，温洗全身10～20分钟，直到全身皮肤微红，略出微汗为宜。洗后应立刻穿衣保暖，以防受寒。每日1次，连续数日。若是久病，则需要连续1～2个月。

主治：儿童急慢性腹痛，属寒证者。症见腹痛、遇风加重，多伴有面色发白发黯，曾有受风寒病史，例如忽冷忽热，或吃寒凉食物、吹风、吹空调等。

注意：①泡澡时，家长要紧密看护，以防发生烫伤和呛水等意外情况。②疼痛较久或顽固的患者，泡澡需要长期坚持，方能起到较为稳固的效果。③若水温变凉，可以添加热水。

案例：2014年曾遇到一位4岁女孩，小姑娘腹痛已经两个多月了，以肚脐周围和上腹部疼痛较为厉害，午睡时以及晚上睡觉时会疼痛加重，饭后疼痛。该患者曾于本省各医院多次诊治，皆疗效欠佳。余诊为外感风寒腹痛，予以生姜半斤，煮水洗澡治疗，连续数日，疼痛大减。1个月后随诊，腹痛已经痊愈。

日常注意

1. 很多儿童腹痛多因受寒所致，注意腹部防寒保暖，夏天避免空调直吹。

2. 宜进食清淡、好消化的食物。禁忌油腻，各种肉食、鱼、虾、海鲜等。不要吃冰冷食物、喝冷饮等，以免加重腹痛。

3. 多用能温胃和胃、行气止痛的食物煲汤或者食用，如小茴香、花椒、生姜、大枣、陈皮、草果、豆蔻、砂仁、焦山楂、佛手等。

4. 肠淋巴结肿大（炎）所致的腹痛，应治疗原发病，治疗周期可能会稍长一些。

5. 现代虽然卫生条件好，蛔虫病较少，但是若孩子腹痛，且频繁哭闹者，也应去做一个大便检查，以排除蛔虫病。

6. 若是腹痛剧烈者，应及时去医院就诊。

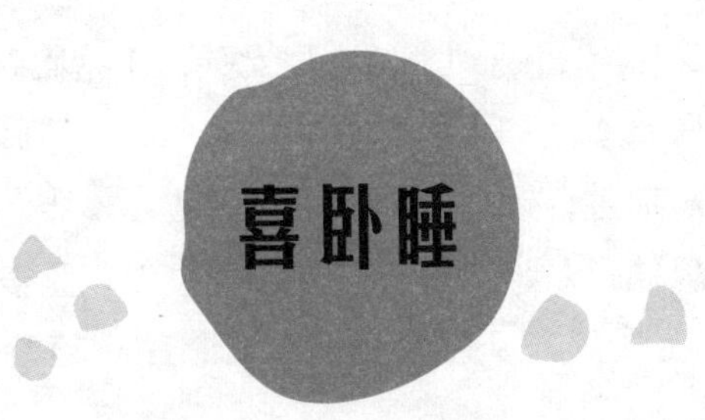

喜卧睡

正常儿童睡眠姿势为侧卧或仰卧。但有很多儿童喜卧睡，即爱趴着睡觉，从而影响眼睛、心肺脾胃功能、脊柱，以及面部发育等。如趴着睡容易压迫眼球，造成眼压增高，形成近视，并诱发其他眼科疾病。趴着睡时，面部受压一侧往往发育不良、影响容貌。我们在照相的时候，摄影师多是选择面部发育好的一侧拍照，因为拍出来的照片显得好看。

经过多年临床发现，儿童爱趴着睡是可以调整过来的。其原因多是脾胃不和，具体细分有：脾胃虚寒、脾胃食积、心脾有热、脾胃虚弱、脾胃阴亏。如果辨别清楚，其实治疗起来并不难。总的宗旨是调理脾胃。有热清热，有寒祛寒，虚则补之，实则泻之，不虚不实则平调脾胃。

脾胃虚寒

原因： 脾胃受寒者多胃脘疼痛或脘腹胀满不适，因此喜欢趴在床上，压着肚子，以缓解疼痛或胀满。同时伴有其他一些受寒的表现，如手脚发凉，平时怕冷怕风，面色发白。其治疗以温补脾胃、散寒祛湿为主。

生姜大枣红糖水

组方：生姜3片，大枣（剥开）3个，红糖适量。

用法：将姜、枣放入锅中熬上20分钟，倒入碗中，加上适量红糖。每日2～3次。

功效：温胃散寒。

主治：脾胃虚寒导致的爱趴着睡。

按语：因爱趴着睡实为症状表现，多见于各种疾病中，故本节未详加论述。脾胃虚寒者可以参考疳积、厌食、呕吐、便秘、腹泻、流涎、腹痛等章节中的一些治法。例如配合服用理中丸或附子理中丸，热敷肚子20分钟，等等。

脾胃食积

原因：脾胃食积多胃脘痞满不适，故喜欢趴在床面，床面反作用于腹部，类似于按摩的功效，肚子会感觉比较舒适，可缓解食积之痞满不适。多伴有其他表现，如睡眠不安、大便干稀不调、口苦、口臭、腹部胀满等。

焦三仙消食积法

组方：焦神曲10g、焦山楂10g、焦麦芽10g。

用法：水煎30分钟后内服。可以加适量白糖或冰糖。

功效：消食化积。

主治：儿童吃饭过多导致食积，出现厌食、肚子胀、肚子疼、呃逆等症状。其中山楂偏于治疗肉食食积，神曲和麦芽偏于治疗面食食积。

按语：本文未对脾胃食积详细论述，可以参考食积、疳积、厌食等章节中的论述方法。例如用中成药保和丸或大山楂丸，或顺时针摩腹揉脐20分钟，等等。

心脾有热

原因：心脾有热者多手足心热。手足心热，故儿童喜欢趴在床上，且将手心贴在床单上面，会感觉凉凉的，比较舒服。同时还因为足心热，喜欢两脚心露在外面，感觉很凉快。同时伴有其他心脾有热的表现，如口疮、口臭、口苦、大便偏干、口腔溃疡、舌有小红点等。

竹叶薏仁汤

组方：竹叶10g、生苡仁10g。

用法：将竹叶洗干净，放入锅内，煎煮30分钟后，去渣，然后将薏苡仁放入锅内煎煮，直至成粥。食粥即可。

功效：清心脾热。

主治：心脾有热所致的爱趴着睡。

足心涌泉穴贴敷

组方：吴茱萸粉30g。

用法：将吴茱萸研成极细粉末，每次取3～5g，用醋调成糊状，贴敷患儿足心，用纱布固定，晚上敷，次晨取下。也可以用黄连上清丸研成极细粉末，醋调之后，贴敷脚心涌泉穴。

主治：心脾有热所致的喜欢趴着睡。

推拿：清天河水、清肝经、补肾经、清心经各 5 分钟，清大肠、清小肠各 3 分钟，揉小天心 200 次。

中指末节螺纹面为心经。用拇指从指根向指尖方向推，称为清心经（图 27）。反之为补心经。清心经能清热、退心火，常用于治疗心火旺盛引起的面赤口疮、小便短赤、烦躁不安、夜啼、磨牙等病症。《幼科推拿秘书》："推心火……凡心火动，口疮弄舌，眼大小眦赤红，小水不通，皆宜推而清之。至于惊搐，又宜清此。"

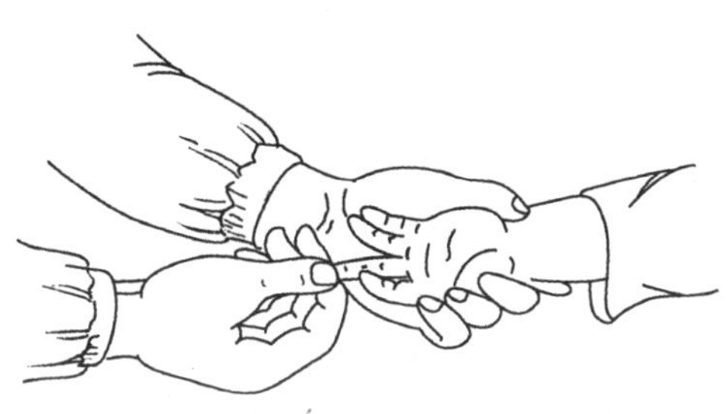

图 27 清心经

小天心在大鱼际和小鱼际交接处的凹陷中，内劳宫之下，总筋的上面。用拇指或中指端揉，称为揉小天心（图 28），揉 100 ~ 300 次。用拇指甲掐小天心 3 ~ 5 次，称为掐小天心。用中指尖或屈曲的指间关节捣 5 ~ 10 次，称为捣小天心。掐揉小天心具有清热利尿、镇静、明目的作用，常用于心火旺盛所致的眼红目赤、口舌生疮、惊惕不安、小儿遗尿、疮疡、疹出不透、惊风、夜啼、磨牙等病症。

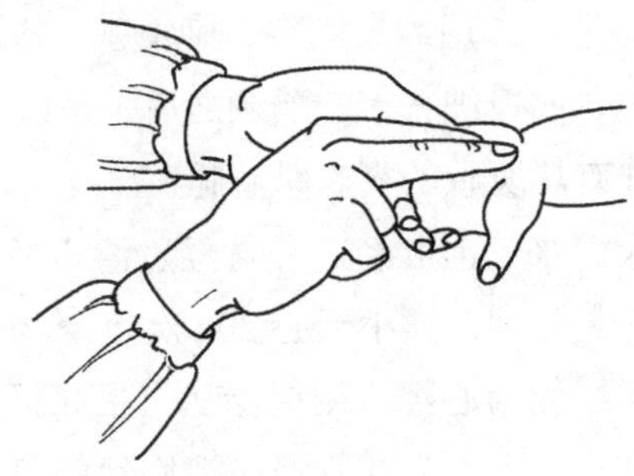

图 28　揉小天心

按语：心脾有热者本文未详加论述，可以参考食积、疳积、厌食、流涎、磨牙、夜啼等章节论述的方法，例如用中成药保和丸或枳实导滞丸等。

脾胃阴亏

原因：脾胃阴亏也会出现手足心虚热。因阴亏多虚热，故患儿会将手心脚心，贴在床单上面，会感觉凉凉的，比较舒服。但同时因为身体气血亏，不足以抵御寒邪，因此过一会儿，又会觉得手足冷而缩回被窝内。同时多会伴有阴亏的其他表现，如裂纹舌或地图舌、大便偏干、小便发黄等。

沙参麦冬扁豆汤

组方：麦冬、沙参、白扁豆各 10g。

用法：水煎 15 分钟。

功效：滋阴清热、健脾化湿。

主治：脾胃阴亏所致的爱趴着睡。

小儿推拿：可以用揉涌泉、揉太溪、补肾经、清心经、清肝经各 5 分钟。

按语：脾胃阴亏者本文未详加论述，具体可以参考疳积、厌食、流涎、磨牙、夜啼、地图舌、自汗盗汗等章节论述的方法。

脾胃虚弱、气血不足

原因：虚证喜温喜卧，这样可以促进气血恢复。所以当脾胃弱、气血亏的时候，患儿往往喜欢趴着睡，以促使身体气血进一步恢复。同时伴有一些脾胃不足的表现，如面色发黄、头发干枯、纳呆、食欲不振、不爱动、少气懒言，或者稍微吃多一点就腹泻、腹部胀满、腹痛等。

山药莲子红枣粥

组方：山药 30g、莲子 10g、红枣（剥开）5 个。

用法：煮为稀粥服食。

功效：健脾和胃、益气补血。

主治：脾胃气血亏虚所致的爱趴着睡。

推拿：可以用补脾经、推三关各 500 次，捏脊 5 次，顺时针摩腹 10 分钟。

按语：脾胃虚弱、气血亏虚者本文未详加论述，具体可以参考疳积、厌食、呃逆、呕吐、便秘、腹泻、腹痛、流涎、营养性贫血、自汗盗汗等章节论述的方法。例如用中成药八珍粉、归脾丸等。

日常注意

1. 注意脾胃的防寒保暖。

2. 患病期间少吃辛辣、油腻、肉食等难以消化的食物。

3. 多吃能养心安神、促进睡眠的食物，如莲子心、竹叶、蝉蜕、大枣、山药、小米、白扁豆、麦冬、天冬、酸枣仁、生山楂、白萝卜等。

4. 多吃能够健脾和胃的食物，如南瓜、包心菜、芋头、牛奶、芒果、柚子、木瓜、栗子、大枣、粳米、糯米、扁豆、玉米、无花果、胡萝卜、山药、醋、芫荽等。

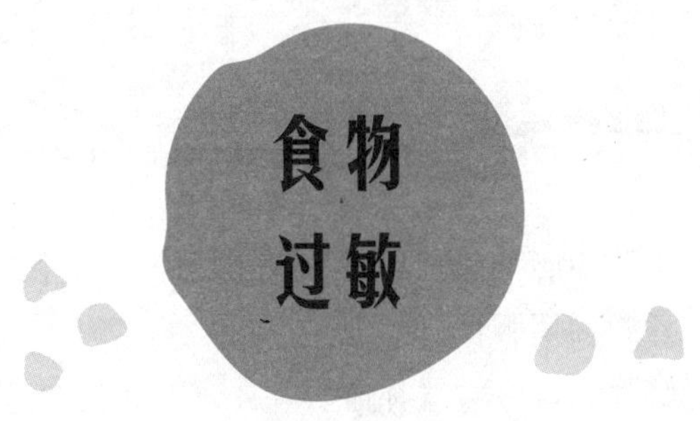

食物过敏

食物过敏，即食物变态反应，是指在吃了某种食物之后，引起身体某一组织、器官甚至全身的强烈反应，以致出现功能障碍或组织损伤。儿童食物过敏反应的患病率约为 6% ~ 8%。容易引起过敏的食物以豆科果实为首位，其次像牛奶、鸡蛋、鱼、虾、苹果、桃子等食品也容易引起过敏。食物过敏常见症状：①胃肠道症状：恶心、呕吐、腹痛、腹胀、腹泻等；②皮肤症状：皮肤充血、湿疹、瘙痒等；③神经系统症状：如头痛、头昏等，严重的还会出现过敏性休克。

中医认为，食物过敏多是由脾胃不和、郁热伤津、气机郁滞造成的。治疗需要调和脾胃、清热养阴、行气消滞，以恢复气机升降。

生姜酸梅汤

组方：乌梅9g、焦山楂6g、生甘草5g、陈皮5g、生姜1片、白糖适量。

用法：将乌梅、山楂、生甘草、陈皮、生姜洗净，放入清水中浸泡30分钟。然后在锅中加入1000ml清水，把泡好的上述中药一起放入砂锅中。用大火烧开，再改用小火煮30分钟。待晾凉以后，倒出来生姜酸梅汁，加入适量白糖即可。平时可以放冰箱冷藏。每用适量。

主治：食物过敏出现的过敏性咳嗽、腹泻。

三豆饮加味

组方：黑豆15g、绿豆15g、赤小豆15g、甘草6g，白糖适量。

用法：分别将绿豆、黑豆和红小豆倒入锅中，大火烧开，再改成小火继续煮30分钟，煎煮成汁，倒出，可以加少量白糖调味，饮服。每日2次，早晚服用，连续数日。

主治：食物过敏引起的荨麻疹、湿疹等。亦可用于儿童发热。

茶疗法

组方：茉莉花茶（或绿茶、红茶、乌龙茶等）6g。

用法：泡茶服用。

主治：防治食物过敏。

注意：茉莉花茶需要选用茉莉茶叶，不是纯粹的花朵。且喝茶时间尽量在白天，不要在夜晚，以免夜间兴奋而难以入睡。

按语：茶可抑制过敏，茉莉花茶、绿茶、红茶和乌龙茶均可。茶可以调理脾胃气血，升清降浊，对容易出现胃肠道症状的过敏儿童，具有较好的预防作用。

小儿推拿法

基本处方：摩腹 10 ~ 20 分钟（顺时针、逆时针各半）、补脾经 500 次、揉板门 200 次、顺运内八卦 300 次、清补肺经 200 次、揉中脘 3 分钟、揉足三里 3 分钟、捏脊 3 ~ 5 次。

主治：食物过敏引起的胃肠道症状，如恶心、呕吐、腹痛、腹胀、腹泻、黏液样或稀水样大便等。

注意：刚开始建议每日一次，逐步增加间隔。

加味过敏煎

组方：乌梅 5g、银柴胡 5g、五味子 5g、防风 5g、金银花 5g、焦山楂 5g、怀山药 10g。

用法：水煎30分钟。

功效：清热养阴、健脾和胃。

按语：本法是在名老中医祝谌予先生的过敏煎基础上，加上金银花、焦山楂、怀山药而成。过敏煎常常为治疗各种过敏性疾病的基本方。因笔者在实际的治疗中发现，用清虚热、健脾气、消食积治疗食物过敏往往会取得较好疗效。故酌量加金银花以加强清虚热作用，加焦山楂以增强消食化积作用，加怀山药以加大健脾益气作用。如此，则对食物过敏有较好的治疗作用。

日常注意

1. 饮食应清淡，忌发物、辛辣（葱、姜、蒜、辣椒等）、油腻及高蛋白食物等。

2. 忌生冷食物，因其损伤脾胃，降低身体正气，易导致过敏性疾病的发生。

3. 多吃能抗过敏的食物，如紫苏叶、卷心菜、土豆、芥菜等。

Tips

发物

中医认为发物是指摄食后能引起旧疾复发、新病增重的某些食物。名医秦伯未在《中医对于病员的膳食问题》中说过：“凡能引起口干、目赤、牙齿肿胀、大便秘结等的荠菜、韭菜、香菇、金花菜等，都有发热可能，俗称发物。”忌口主要就是忌发物。“发物”所引起的疾病，基本上与食物过敏有关。

常见的发物有：

1. 辛辣食物　葱、姜、蒜、辣椒、韭菜、胡椒、花椒、薤白、香菜（芫荽）等。

2. 一些肉类食物　鸡肉、猪头肉、猪蹄、羊肉、鹅肉等。如《本草纲目》中说：“鹅，气味俱厚，动风，发疮。”

3. 海鲜类食物　鱼、虾、贝、蟹等。

4. 黏腻生湿食物　糯米、油腻食物、饴糖等。

5. 其他　蘑菇等。

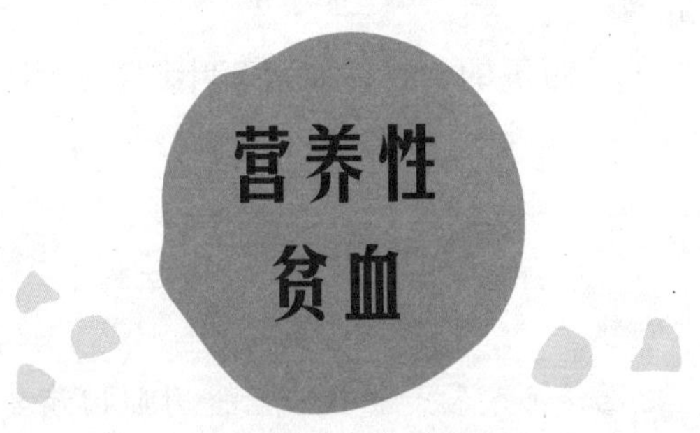

营养性贫血

营养性贫血是因为体内缺乏血液生长所需要的营养物质，使血红蛋白形成不足，以致造血功能低下所产生的病症。临床症状常见：面色萎黄苍白，指甲、口唇和眼结膜颜色发白，头晕，倦怠乏力等。营养性贫血可以分为缺铁性贫血、巨幼红细胞贫血、混合型贫血，也是儿童常见病、多发病，以6个月～3岁儿童多见。

中医认为营养性贫血多属于血虚、萎黄、疳积等疾病的范畴，多与脾胃不足有关。因为脾胃为后天之本，主运化水谷，吸收营养，为气血生化之源。人体一身的营养全靠脾胃吸收以后，传输到全身。若是脾胃功能好，吃进去的食物可以得到充分吸收，人体的营养就足够。若是脾胃功能不足，那么营养不足，就会出现贫血。因此，营养性贫血的治疗，以调理脾胃为主。

龙眼肉粥

组方：龙眼肉15g、红枣（剥开）5个、粳米60g。

用法：煮粥食用。

功效：健脾养血、养心安神。

主治：营养性贫血，证属脾胃气血不足者。

健脾补血粥

组方：粳米60g，薏苡仁、百合、莲子、山药各20g，大枣（剥开）10个。

用法：煮粥食用。

功效：健脾补血。

主治：儿童营养性贫血，症见面色发黄、缺少光泽，口唇、眼睑等颜色淡白。

家常菜补血

组方：海带、紫菜、芹菜各30g。

用法：煮水30分钟后取出，加少许盐，放入盘中当菜吃。每日食用一次。

功效：补血生血。

主治：儿童缺铁性贫血。

食疗方

组方：龙眼肉10g，黄芪、当归、枸杞子、百合、山楂各5g，大枣（剥开）3个。

用法：水煎服，每日一剂。

功效：健脾养心、补血生血。

主治：儿童营养性贫血，症见面色发黄、纳呆、不欲饮食、容易疲劳乏力、怕风怕冷等。

茶饮方

组方：仙鹤草20g、黄芪5g。

用法：水煎服，代茶饮，每日一剂。

功效：益气补血。

主治：儿童营养性贫血。

按语：仙鹤草又称“脱力草”，善治劳作后乏力，有恢复体力之功，传统用于止血。现代研究发现该药有益气健脾、益胃补血之效，堪比四物汤，并可增加食欲。

小儿推拿

1. 补脾经、推三关各 500 次。

2. 揉脾俞、揉中脘、揉足三里、顺时针摩腹、揉涌泉各 3～5 分钟。

3. 清天河水 300 次。

4. 捏脊 5 次。

每 1 日一次，30 日为一疗程。

中成药

常用中成药有归脾丸、八珍汤、健脾丸等。

日常注意

1. 多吃能够健脾和胃、益气补血、消食化积的食物，如山药、莲子、芡实、黄精、薏米、小米、大枣、山楂、黄芪、当归、太子参、茯苓、鸡内金、龙眼肉、粳米、枸杞等。

2. 多吃补血类食物，如桑椹、荔枝、松子、黑木耳、菠菜、胡萝卜等。

3. 注意饮食规律，勿暴饮暴食。伴有食积者，可以参考食积治法；食欲不振者，可以参考厌食章节。

Tips

营养性贫血者不要盲目锻炼

对于一些营养性贫血的儿童，平素体质偏弱，不建议马上锻炼身体。那么，何时需要锻炼呢？要根据患儿身体气血充足与否来判断。气血亏虚者，需要补益气血，待气血充足方可锻炼。另外，还要掌握锻炼三原则：治疗前期不要锻炼身体，散散步即可；治疗中期适当锻炼；治疗后期应积极锻炼。

第3章

心肝系病证

儿童生长发育迅猛，从体格、智力、脏腑功能上不断地完善和成长，如旭日东升，草木方萌，欣欣向荣，古人把这种现象称之为“纯阳”。然而却常常因为阳气生长迅速，容易出现肝火和心火，即出现“心肝火常有余”的情况。故在临床经常可以见到孩子夜啼、磨牙、爱发脾气、脾气暴躁、失眠烦躁、睡眠不安等心肝火旺的病症。同时，也可以见到小儿惊风抽搐、抽动秽语综合征、小儿多动症、自汗盗汗等较为严重的病症。这些疾病，严重影响了儿童的生长发育，心理和身体健康。对此，需要给予及时、恰当的治疗。

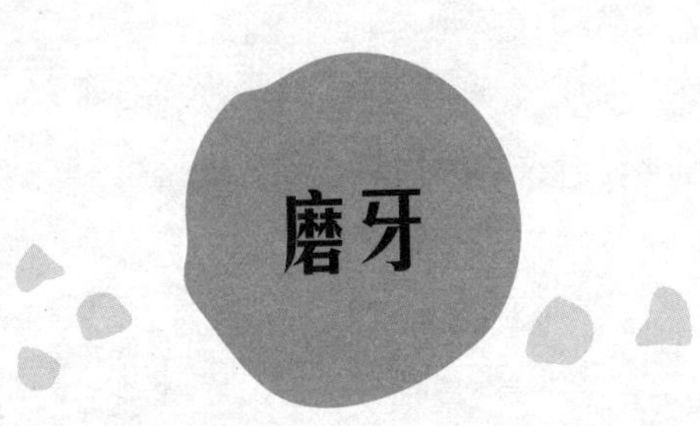

磨牙

儿童晚上入睡后，上下颌牙齿相互摩擦，产生“吱吱”的响声，这就是人们常说的磨牙，多见于2~8岁儿童。如果偶尔发生一两次夜间磨牙，不会影响健康。要是天天晚上牙齿磨动，则危害不小，会直接损伤牙齿，如牙齿过早磨损，露出牙髓后，引起牙本质过敏，遇到冷、热、酸、甜等刺激即发生疼痛；还会引起牙周炎。牙周组织受到损害，易引起牙周疾病。其他，还可引起如面部发育不对称、烦躁失眠、记忆力减退等症状。故要及时治疗。

中医学对磨牙早有记载，称之为“磨牙”“齘齿”等，对磨牙的治疗也有很好的效果。中医认为，肝木乘土，肝经风热入于阳明胃经，上行并于牙龈或牙齿，热盛动风，则会出现磨牙。也有的是因为脾胃亏虚，导致肝木乘脾，虚甚动风，导致磨牙。更有少数患儿感染肠道蛔虫，虫动生风，引起磨牙。故磨牙的治疗，也多从这三个方面着手。

山药粳米红枣粥

组方：怀山药30g、粳米100g、红枣（剥开）10个。

用法：一起煮粥，食用。

功效：健脾和胃、益气养血。

主治：磨牙属于脾胃气血亏虚者，症见身体瘦弱、容易感冒、食欲不振、纳呆、腹胀、面色发白、容易劳累、大便偏稀或便溏等。

食疗方

组方：菊花6g、蝉蜕6g、竹叶6g、怀山药15g、白扁豆10g、生姜1片、大枣（剥开）1个。

用法：开锅后小火煎煮20分钟即可。以上为6岁儿童量。临证酌情增减。

功效：疏散肝热、健脾化湿、止痉。

主治：小儿磨牙，属于肝经风热者，症见磨牙、声音较响亮，平时容易急躁、发脾气、大便偏干、小便黄。

温胆汤泡脚法

组方：竹茹10g、枳实10g、陈皮10g、茯苓10g、法半夏8g、甘草5g、乌梅5g、生姜1片、大枣1个。

用法：将以上中药放在锅内，煎煮30分钟。然后将药液倒在洗脚盆中，加适量温水，待水温合适，泡脚10～20分钟。每日1次，连续3～5日。

功效：清肝胆热、化湿和胃、宁神止痉。

主治：儿童磨牙，证属肝胆有热者，症见磨牙、容易急躁、睡眠不安、口苦口臭，舌红、苔白厚腻，痰湿较多者。

按语：温胆汤可以先用泡脚法治疗，若泡脚法不效，可改用水煎1小时，然后内服。

小儿推拿

清肝胃：清肝经、清胃经、清天河水各3~5分钟。

胃经在手掌面拇指第一节。也可以从掌根到拇指根部，大鱼际桡侧赤白肉际的位置为胃经。由指根向指尖方向推为清胃经（图29），反之为补胃经。补胃经能健运脾胃、助消化。清胃经可以清中焦湿热、和胃降逆、泻胃火、除烦止渴。补胃经常用于脾胃虚弱证，如食欲不振、消化不良。清胃经常用于治疗便秘、胃肠有热等病症。

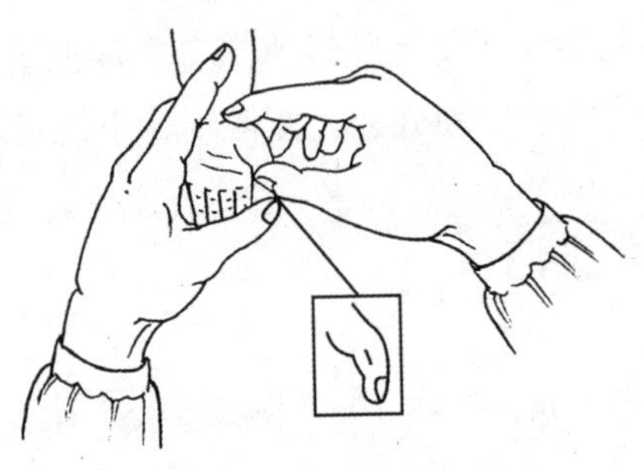

图29 清胃经

健脾胃：顺时针摩腹10分钟、补脾经3~5分钟。

安心神：清心经1分钟、捣小天心5次。

调气机：拿肩井5次，搓摩胁肋5次，清大肠1分钟。

肩井在大椎穴与肩峰连线中点，肩部筋肉处。用拇指与食中二指相对用力提拿，称为拿肩井（图30）。用拇指端按压肩井穴，称为按肩井。拿肩井3~5次，按肩井10~30次。拿肩井和按肩井能宣通气血、发汗解表。

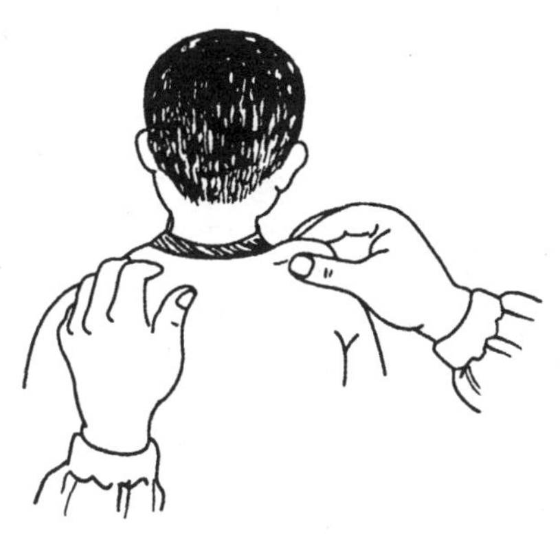

图30 拿肩井

中成药

保和丸：容易食积者也容易出现磨牙，所谓“胃不和则卧不安”。常见磨牙、腹胀、恶心、口臭、大便酸臭，甚至腹痛，舌苔白厚腻或黄厚腻等症状。

八珍粉（颗粒）：适用于平素脾胃较弱的孩子。表现为磨牙的声音较小，平时容易疲劳乏力、食欲不振、身体瘦弱、容易感冒、面色发黄发白、手脚容易冰凉。

日常注意

1. 排除肠道蛔虫感染。现在由于卫生条件相对要好，感染肠道蛔虫的儿童较为少见，但临床也要尽量排除这种因素。可以做一个简单的大便化验，排除一下即可。若是有蛔虫，就及时吃打虫药。

2. 多吃安神类食物。莲子、酸枣仁、百合、梅子、荔枝、山药、龙眼肉、酸枣、小麦、秫米、蘑菇等。

3. 注意少吃辛辣、油腻、肉食、鱼虾、海鲜等。尤其是要注意晚饭不要吃得过饱，睡前两小时不要进食，否则容易导致消化不良，引起夜间磨牙。

4. 注意临睡之时精神放松，不要紧张。避免做兴奋性的活动。早睡早起，不要熬夜。

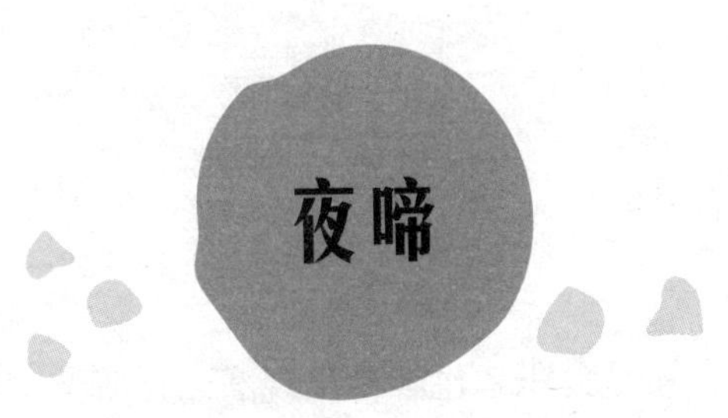

夜啼

夜啼是指小儿经常在夜间啼哭不眠，甚至通宵达旦，或每夜定时啼哭，白天如常者。本病多见于半岁以内的婴幼儿，也有五六岁儿童仍会出现夜啼者。患此症后，持续时间少则数日，多则经月，也有数年不愈者。儿童长期夜啼，会影响自身的生长发育，造成发育迟缓，出现身高长得慢，体重不达标等情况，需及早治疗。

小儿夜啼以脾寒、心热、惊骇、食积等为发病原因。①婴儿脾常不足，脾胃虚弱。若护理不当，腹部容易受寒，寒邪内侵，脾寒乃生。故入夜腹痛而啼。②儿童心火常有余。若乳母平日恣食辛辣肥甘，易传至儿童，邪热乘心，致夜间烦躁啼哭。③小儿神气不足，心气怯弱，若目触异物，耳闻异声，使心神不宁，神志不安，常在梦中哭而作惊，故在夜间惊啼不寐。④婴儿乳食不节，乳食积滞，停留于胃，“胃不和则卧不安”，故入夜而啼。治疗也从这四个方面着手。

花生红枣浮麦汤

组方：花生叶（或花生壳）15g、红枣（剥开）3个、浮小麦9g。

用法：煎汤一碗，睡前服下，连用数日。

功效：调和阴阳。

主治：脾胃虚寒或阴阳不和之夜啼、失眠、多梦、睡眠不安。

按语：花生叶互生，为4小叶偶数羽状复叶。花生叶在白天叶片张开，吸收阳光，到夜晚两叶片合拢。故据此象，知花生叶可以调和阴阳。阴阳和，则心肾交通，心火下行入于肾，神自安，则无夜啼之患。

蝉蜕治疗夜啼

组方：蝉蜕10g。

用法：蝉蜕放到锅里，水煎30分钟。

功效：清肝热、清心热、安神。

主治：心肝火旺所致夜啼。

案例：一位同事说自己孩子晚上睡不好，说梦话，不安稳，问我怎么办？我说：用蝉蜕 6g，煮水喝。问曰：为什么？答曰：蝉蜕专治夜里不安。你看蝉，都是白天鸣叫，夜里不叫，天热的时候叫，天凉的时候不叫。若给孩子用，也会让孩子白天热的时候好好玩，晚上凉的时候像蝉一样安静，睡眠好。

灯心竹叶汤治夜啼

组方：灯心草 3g、淡竹叶 9g。

用法：水煎服。

方解：方中灯心草甘、淡，归心、肺、小肠、膀胱经，可以清心除烦，导心热从小便而走；淡竹叶味甘、淡，性寒，归心、肺、胃、膀胱经，具有清热除烦、利尿通淋的功效。

功效：清心除烦、安神。

主治：心经火热引起的夜啼。

按语：本方是《证治准绳》中治心热烦躁、失眠不寐、小儿夜啼的常用方。

耳部按摩法

1. 上提耳尖 30～50 次。

上提耳尖需要注意：从三角窝开始向上轻提。耳尖具有清热泻火安神的功效，尤其是可以清泄上焦心肺之火。三角窝内有个耳穴叫做神门，可以镇静安神，有助于治疗夜啼。

2. 下拉耳垂30～50次。

耳垂对应着人体头部，向下轻拉的过程中可以刺激耳垂部位的穴位，有助于安神，治疗夜啼。

3. 揉耳甲腔2～3分钟。

耳甲腔中央的穴位是心。故揉耳甲腔具有养心安神的功效，有助于治疗夜啼。

揉腹法

选取部位： 腹部。

方法： 顺时针或逆时针摩揉腹部30～60分钟。

功效： 温胃散寒、缓急止痛。

主治： 脾胃虚寒、积食腹痛或惊吓所致儿童夜啼。脾胃虚寒症见夜啼、腹胀、腹痛、面色发白、手脚发凉、舌淡苔白。积食者夜啼多见口苦口臭、大便干稀不调、气味酸臭，或呕吐不消化食物，睡眠不安、翻来覆去、夜梦连连、似睡似醒等。

注意： 摩揉腹部的时间要足够长。时间短了，疗效不显。时间越长，疗效越明显。

文献：《秘传推拿妙诀》曰：凡遇小儿不能言者，若遇偶然恶哭不止，即是肚痛，将一人把小儿置膝间，医人对面将两手搂抱其肚腹，着力久久揉之，如搓揉衣服状，又用手掌摩揉其脐，左右旋转数百余回，每转三十六，愈多愈效。

牛甲末儿治夜啼

组方： 水牛角粉 5g。

用法： 每次取 1g，放在肚脐，滴几滴温水，外面用纱布包住，再用胶布固定即可。

功效： 清心安神。

主治： 心肝火旺，心脾有热的夜啼。症见夜啼、睡喜仰卧、见灯火则啼哭愈甚、烦躁不安、小便短赤或大便秘结、面赤唇红、舌尖红、舌苔白、脉数有力、指纹青紫。

文献：《孙真人海上方》曰："小儿夜啼最堪怜，彻夜无眠苦逼煎；牛甲末儿脐上贴，清清悄悄自然安。"这个牛甲末儿也就是牛角粉末。

艾灸治夜啼

取穴： 中冲穴。在中指指端，是手厥阴心包经的井穴。

用法： 艾条点燃后距离中冲穴 10cm 左右，每日艾灸 3 ~ 5 分钟，连续 2 ~ 3 日即可。

功效： 具有宁心安神、开窍醒脑、清热泻火、消肿止痛的功效。

主治： 小儿夜啼属于心经有热或受惊吓，夜晚哭闹或者多梦，睡眠不安者。

按语： 艾灸中冲穴治疗夜啼，古籍早有记载。如《医学纲目》曰："夜啼：灸中冲，一壮即止。"《类经图翼·针灸要览》也说："夜啼，心气不足：中冲三壮。"若是艾灸中冲穴效果不好，也可以用三棱针（或采血针）在中冲穴点刺放血。此法简单易行，利于推广。

中成药

常用消食和胃、清胃热、健脾胃的中成药，如保和丸、七星茶颗粒、健脾丸等可以配合治疗夜啼。

日常注意

1. 衣被。穿衣服、盖被子要冷暖适宜。

2. 饮食。少吃生冷、辛辣、油腻、肉食。临睡前一两个小时内减少饮食或不饮食。

3. 多吃安神类食物。莲子、酸枣仁、百合、梅子、荔枝、山药、龙眼肉、酸枣、小麦、秫米、蘑菇等。

4. 孩子临睡前要营造温馨、宁静、祥和的环境，不要大声喧哗，挑逗孩子，或者让孩子做剧烈的活动等。

5. 作息规律，早睡早起。建议白天适当多散步，晒太阳。

6. 多给孩子拥抱，不要大声训斥孩子，避免惊恐。

7. 尽量少去热闹喧哗的公众场合。

8. 幼儿啼哭有时候是情感的一种表达，或者是一过性的原因，如饥饿，被子盖得太多或太少等。此种情况需要排除。

9. 有些儿童夜啼难以自愈，需及时治疗。

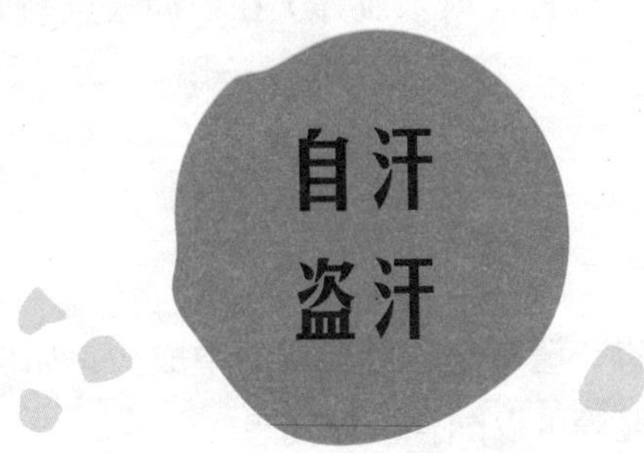

自汗盗汗

自汗盗汗是指由于阴阳失调，腠理不固，而致汗液外泄失常的病证。其中，不因外界环境因素的影响，而白昼时时汗出，动辄益甚者，称为自汗；寐中汗出，醒来自止者，称为盗汗，亦称为寝汗。

自汗盗汗亦须重视。汗为心之液，若是出汗过多，则会损伤身体阳气和阴液。越是盗汗，身体越弱；身体越弱，越是盗汗，呈恶性循环。常常见到长期盗汗的孩子脸色发白，实为盗汗日久，阴损及阳所致。

小麦粥

组方： 淮小麦 30g、粳米 60g、大枣（剥开）5 个。

用法： 煮粥，食用。

功效： 养心安神、健脾益气、敛汗止汗。

主治： 儿童自汗、盗汗。

按语： 淮小麦甘凉，能敛虚汗，并有益气、养心、除热作用。无论阳虚、阴虚盗汗者，均可应用。

红枣乌梅汤

组方： 红枣（剥开）10个、乌梅10枚。

用法： 水煎服。

功效： 益气养血、敛阴止汗。

主治： 无论自汗或盗汗，均可以食用。

黑豆浮麦汤

组方： 取黑豆30g、浮小麦30g、莲子15g、大枣（剥开）5个、冰糖适量。

用法： 先将黑豆、浮小麦分别淘洗干净，共放锅内加水适量，用小火煮至黑豆熟透，去渣取汁，然后用上述药汁煮洗净的莲子和红枣，煮至莲子烂熟时放入冰糖，随后起锅，即可食用。每日1剂，分2次吃完。

功效： 滋阴清热、益气健脾。

主治： 适宜体虚之人及小儿盗汗、自汗，尤其是热病后出虚汗者食用。

自汗偏方

组方： 酸枣仁、黄芪、浮小麦各12g，红糖适量。

用法： 煮水喝。

功效： 益气养血、敛汗止汗。

主治： 自汗属于气血亏虚者，症见儿童白天出汗，活动后汗出更多。久则神疲乏力，不爱活动，面色发白或发黄，缺乏光泽，怕风怕冷，也易怕热，平时容易感冒、手脚发凉、鼻塞、流清涕，舌质淡，苔薄白，脉细等。

山五汤治盗汗

组方：炒山楂 9g、钩藤（后下）9g、五味子 6g、生龙骨（先煎）15g，白糖或红糖适量。

用法：可以将生龙骨先煎40分钟，然后将其他药放进去，再煎煮30分钟即可。煎煮出大约500ml药液，一服药分成2～3次，早晚服用，连服 3 日。若效果不好，即停服。

功效：敛阴止汗、健脾和胃。

主治：阴虚盗汗。

按语：山五汤为治疗盗汗不可多得之良法。究其因，盗汗乃婴幼儿稚阳之体，肝旺脾弱，阴阳失衡所致。脾弱则滋生阴精之力弱，肝旺容易耗伤阴血，如此形成阴不敛阳，阳气不藏而致盗汗或夜啼。取山楂、五味子之酸和食糖之甘，酸甘化阴，且有助于消化而不伤脾胃。以钩藤、龙骨震惊敛汗。药少味好，多有良效。

来源：李俊辉医师。

小儿推拿

1. 补肺经、补脾经、补肾经各 300 次。

2.

揉二马，揉足三里、肺俞、脾俞、关元，揉肾顶各5分钟。

小指顶端为肾顶穴。用拇指揉肾顶穴，称为揉肾顶（图31），能收敛元气、固表止汗。常用于自汗、盗汗、大汗淋漓不止等病症。如《小儿推拿学概要》曰：“功用收敛元气、固表止汗。”

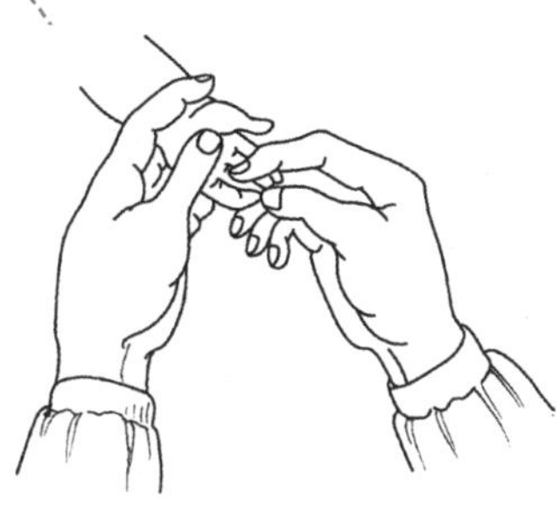

图31　揉肾顶

五味子贴肚脐

组方：五味子50g。

用法：将五味子研细成末，贮瓶备用。每晚临睡前取5～6g，放于肚脐，再滴上适量温水，将五味子粉调至糊状，外面盖上一块无菌纱布，并用胶布固定。每日换药1次，一般3～5天即可见效。

功效：收敛固涩、止汗敛汗。

主治：用于儿童盗汗、自汗。

龙牡大麦治盗汗

组方：生龙骨 30g、生牡蛎 30g、大麦芽 50g。

用法：共研细末，搅匀。每以药粉 5g，用温水适量调成糊状，然后放在肚脐，外面用纱布包扎固定，每日换药 1 次。

功效：收敛固涩、敛汗止汗。

主治：用于小儿自汗、盗汗。

中成药

生脉饮口服液：生脉饮是我国古代著名药方，由人参、麦冬、五味子组成，可以益气复脉，养阴生津。用于气阴两亏之盗汗。可以一次 2 支，一日 2 次，连续服用数日。方中红参补肺气，益气生津；麦冬养阴清肺而生津；五味子敛肺止咳、止汗。三药一补、一清、一敛，共成益气复脉，养阴生津之功效。用于气阴两亏之盗汗、自汗，心悸气短。比如天气闷热，儿童睡觉汗出之盗汗，皆可用之。

玉屏风颗粒：玉屏风出自元代危亦林所著之《世医得效方》，由防风、黄芪、炒白术组成。可以祛风散寒，益卫固表，适用于气虚自汗。

龙牡壮骨颗粒：适用于肺脾气虚和脾肾亏损之自汗、盗汗。

日常注意

1. 长期自汗、盗汗需及时就医。临床曾遇到较多自汗、盗汗儿童，往往会出现身体瘦弱、精力不振、容易感冒、反复生病等气血不足的表现，严重者甚至出现生长发育迟缓，身高、体重均低于正常儿童，故应及时就诊。

2. 自汗需注意防寒保暖。自汗者多气虚，汗多以后耗气伤阳，容易感受寒邪，反复生病。

3. 盗汗者需清淡饮食。注意少吃辛辣、油腻、肉食，以及巧克力、蛋糕等高能量食品。

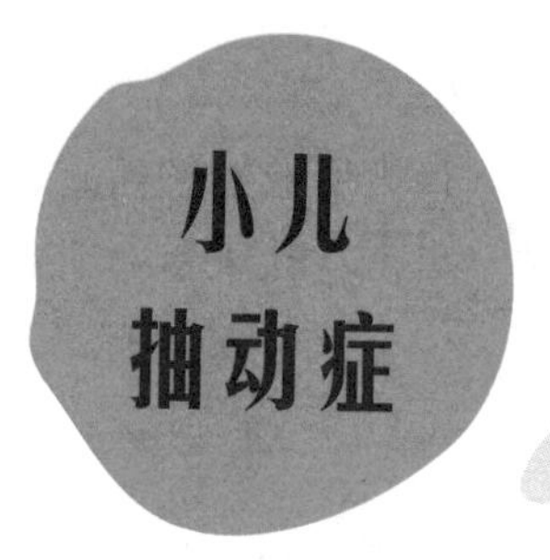

小儿抽动症，即小儿多发性抽动症，又称抽动秽语综合征，是一种儿童时期起病的，常伴有运动行为异常的慢性神经、精神障碍性疾病。临床常以头、颈、面部、四肢等部位的多种运动和咽喉不自主的发声为主要临床特征，如眨眼、皱眉、咧嘴、缩鼻、做怪相、摇头、耸肩、扭腰、甩手、憋气、吼叫等，发病时一般意识保持清醒，可用意识短暂控制症状，

并且多在紧张、焦虑或感冒时症状加重。

中医根据其临床表现分别归于“痉病”“惊风”“瘛疭”等范畴。中医认为，小儿抽动症的发生主要有内外两大因素：外因为六淫之邪（风寒暑湿燥火）侵袭，燥热化火，火盛动风，风盛则动，导致身体发生抽动和秽语，《温病条辨》中有九大类痉病，就是论述抽搐的病因；内因则是与肝盛动风、脾胃痰湿或气血亏虚有关。

翘荷汤治频繁眨眼

组方：连翘、薄荷、绿豆、炒栀子、生甘草、桔梗各3～5g。

用法：煎煮10分钟，或者泡水喝。

功效：清散伏火、祛风止痉。

主治：常用于燥热化火所致的频繁眨眼、耳鸣、咧嘴、面部抽动等病症。尤其是患者在秋末冬初或春夏之交，天气炎热干燥时出现的病症。

案例：一位小朋友眼睛眨得频繁，去医院检查说是慢性结膜炎加过敏，开了两瓶眼药水，滴了两个星期有所缓解，可是现在还是频繁眨眼。随后被诊为小儿抽动症。然后我对父母说：春季此刻出现眨眼不停，多为春季风热，化燥化火，生风所致，可予翘荷汤为主治疗。该患者服用一周以后，疾病痊愈。

咽喉"嗯嗯"连声扬，温胆治之效益彰

组方：陈皮6g、法半夏6g、竹茹6g、茯苓6g、枳实6g、炙甘草3g、乌梅6g、生姜1片、大枣（剥开）1个。

用法：水煎30～40分钟内服。

功效：调理中焦、化痰除湿、清热息风。

主治：小儿抽动症中经常点头、咽喉"嗯嗯"声音不断的清嗓子，头晕等病症。

案例：一位六七岁的女孩，咽喉不适，时不时发出"嗯嗯"的声音，已有两月余，诊为小儿抽动症，家人甚是着急。找我就诊时诊为痰气郁结，且有化热倾向。予以温胆汤为主加减治疗，服药两周后，病症痊愈。

葛根山药姜枣汤，扭头耸肩治疗方

组方：葛根15g、山药15g、生姜2片、大枣（剥开）2个。

用法：煎煮30分钟内服。

功效：温补脾胃、解除痉挛。

主治：小儿抽动症中经常耸肩、扭头、口鼻动作，属于肺脾寒湿者。

案例：曾治疗一例肺脾寒湿的小儿抽动症。第一次见面时，孩子有很严重的耸肩、挤眼睛症状。同时也观察到孩子身体瘦弱，穿衣少，肩膀、后背、手臂等皮肤温度低，触手冰凉，面色淡黄发白，眼睛缺少光泽，一派气血亏虚、寒湿侵袭之象。予以葛根山药姜枣汤，半个多月以后，患儿基本恢复正常。

气血亏虚抽动症，健脾疏肝效可期

也有的小儿抽动症，属于气血亏虚类型。常见频繁眨眼，各种小动作，或大喘气、喘粗气，鼓肚子，劳累时加重，平时容易头发黄，面色发黄、发黯、发黑，下眼睑多呈色紫红或青紫，并略有浮肿，平素易疲劳乏力，胆子小，容易害怕或受到惊吓，注意力不集中，易哭闹。可以用健脾疏肝法治疗。

组方：太子参、山药、茯苓、焦白术、山楂、蝉蜕、生苡仁、当归、炙甘草、黄精各 6g。

用法：水煎 30 分钟。

功效：健脾益气、养血疏肝。

主治：常用于气血亏虚类型的小儿抽动症。

案例：曾遇到一位小儿抽动症的患者，频繁眨眼、挤鼻弄眼等小动作反复发作 2 年，劳累时加重。发黄，胆小，注意力不集中，易哭。诊为气血亏虚，肝风犯脾所致，予以健脾疏肝法治疗。患儿服药 1 个月后，病症即告痊愈。

枸杞决明百合菊花茶

组方：枸杞子5g、菊花5g、决明子5g、百合5g。

用法：水煎30分钟，或开水泡茶饮。

功效：平肝息风、养阴补血、益精明目。

主治：小儿抽动症也常见肝风内动证型，多因肝肾阴亏、肝火旺盛、火旺动风所致，症见注意力不集中、挤鼻、弄眼、咧嘴、耸肩、平素心急浮躁、着急易怒、手足心热等。

小儿推拿法

1. **清肝火** 清肺经、清肝经各300次。
2. **疏肝气** 揉内关、膻中、太冲各3分钟。
3. **补肾阴** 补肾经300次，揉涌泉3分钟。
4. **调脏腑** 捏脊5次。
5. **化痰湿** 揉脾肾、中脘、足三里各5分钟。

常用中成药

加味逍遥丸：用于肝火旺盛。

健脾丸：用于脾胃虚弱。

小儿七星茶颗粒：用于脾胃虚弱，肝风内动者。

日常注意

1. 注意心理疏导，不要制造压力。
2. 少吃辛辣，油腻，肉食。
3. 早睡早起，锻炼身体。

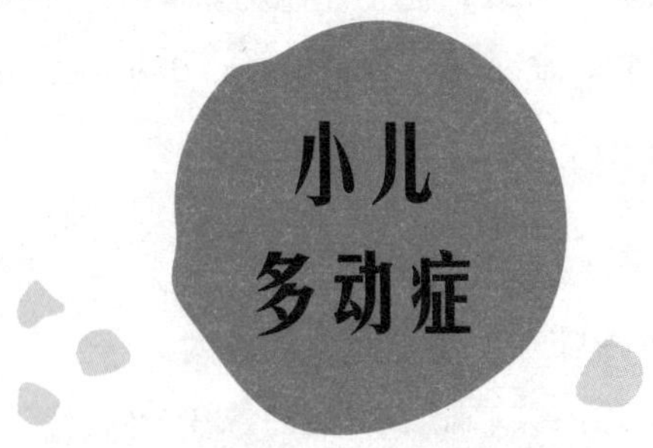

小儿多动症

小儿多动症又称为注意力缺陷多动障碍，临床常以注意力不集中、活动过度、行为冲动等为主要表现。中医学归结于“脏躁”“躁动”“健忘”等范畴。中医认为儿童体质为心肝火常有余，肺脾肾常不足，“阴静阳躁”，故小儿多动症基本病机为心肝火旺、肝肾阴亏。《格致余论》亦述“太极动而生阳，静而生阴，阳动而变，阴静而合……火内阴而外阳，主予动者也，故凡动皆属于火，其所以恒于动，皆相火之为也……相火易起，五脏厥阳之火相煽，则妄动矣”。故小儿多动症多从去心肝火、养肝肾阴方面治疗。

滋阴降火汤

组方：山药10g，生地、麦冬、夏枯草、菊花各6g。

用法：水煎内服。

功效：滋阴降火。

主治：肝肾阴亏、虚火上浮所致的多动症，同时伴有面红目赤、口渴、大便干、小便黄、烦躁易怒、容易盗汗等。

百合地黄粥

组方：百合9g、生地9g、玫瑰花9g、粳米60g。

用法：先将玫瑰花、生地煎煮30分钟，去渣，把百合、粳米放进去，煎煮成粥，食用。

功效：滋阴降火，疏肝解郁。

主治：肝肾阴亏、肝气郁滞所致多动症，同时伴有心情不畅、面红目赤、口渴、大便干、小便黄、烦躁易怒、易盗汗等。

橘皮竹茹莲子粳米粥

组方：橘皮10g、竹茹10g、莲子（带心）10g、粳米60g。

用法：将橘皮、竹茹一起煮，去渣，加入莲子、粳米，煎煮成粥，食用即可。

功效：健脾益气，化痰清热。

主治：多动症属于痰火者。症见体质偏热，口出秽语，动辄打人骂人，或烦热胸痛，口干唇燥，咽喉“嗯嗯”连声，有黏痰，痰块很难咳出，或平素胆小怕事，容易受到惊吓等。

甘麦大枣粥

组方：甘草3g、浮小麦10g、红枣（剥开）5个、粳米60g。

用法：先将甘草、浮小麦煎煮30分钟，去渣，把红枣、粳米放进去，煎煮成粥，食用。

功效：养心安神、健脾益气。

主治：心脾两虚多动症。临床常常表现为注意力不集中，情绪不稳定，容易委屈、悲伤易哭、多梦烦躁。

按语：多动症虽多是阴虚火旺，但也有心脾两虚者。因为“心藏神”，“心者……精神之所舍也”，“所以任物者谓之心”。心脾气血不足，则不能任物，故而出现多动。

枣仁山药红枣粥

组方：酸枣仁10g、怀山药10g、红枣5个、小米60g。

用法：先将酸枣仁煎煮30分钟，去渣，然后把怀山药、红枣、小米放进去，煎煮成粥，食用。

功效：养心安神、益气养血。

主治：心脾两虚多动症。临床常常表现为心无所定，注意力不集中、不够用，容易疲劳乏力。

佛手山药山楂粳米粥

组方： 佛手10g、焦山楂10g、山药10g、粳米60g

用法： 先将佛手、山楂煎煮，去渣，然后把山药、粳米放进去，煎煮成粥，食用。

主治： 脾胃不和多动症。症见面色发黄、缺少光泽，或口周、鼻周颜色呈青紫、黯青色，身体瘦弱，平时喜欢挑食，生长发育不达标，脾气急躁等。

按语： 也有多动症患者属于脾胃不和、有积滞或痰湿。多因脾胃不足，肝木动风，克制脾土所致。

小儿推拿法

1.

揉百会、四神聪、手心劳宫穴和足心涌泉穴各3分钟。

百会穴在头顶正中线与两耳尖两线的交会处，也可在后发际直上7寸处取穴。用拇指或掌按揉，称为按揉百会（图32），可以镇静安神，健脑补肾，安神定志。《幼科铁镜》云："百会由来在顶心，此中一穴管通身。"

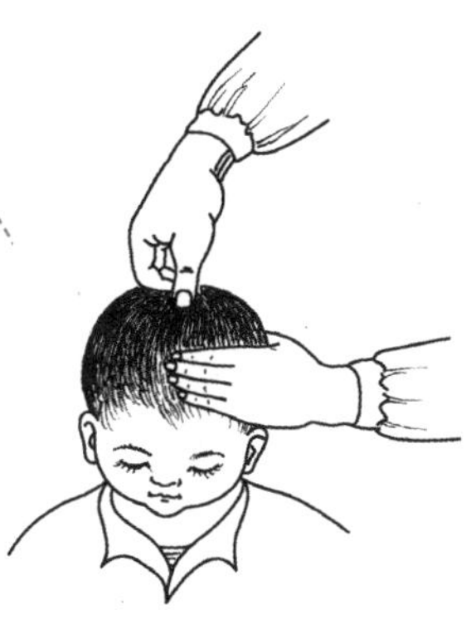

图32 按揉百会

四神聪在百会穴前、后、左、右各 1 寸处，共四个穴位点。用拇指或掌按揉，称为按揉四神聪，可以益智健脑，醒神通窍，增强记忆力。

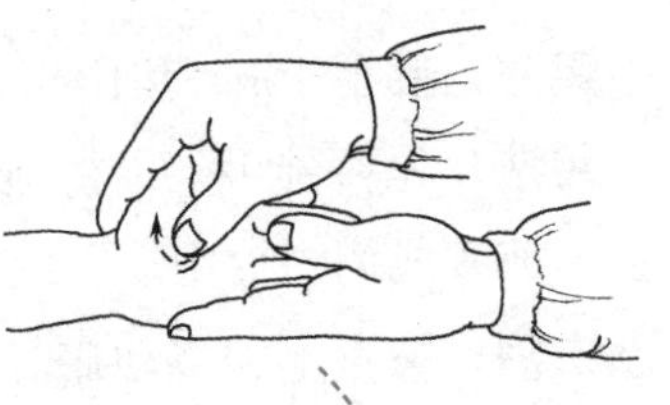

图 33 揉内劳宫

劳宫穴在手掌心中，屈指时中指、无名指指端之间的中点处。用拇指或中指端揉劳宫穴，称为揉内劳宫（图 33），可以清心除烦，常用于治疗心经有热所致的口舌生疮、发热、烦躁等病症。《幼科推拿秘书》云："点内劳……退心热甚效。"

2. 清心经、清肝经各 300 次，以清心肝火。

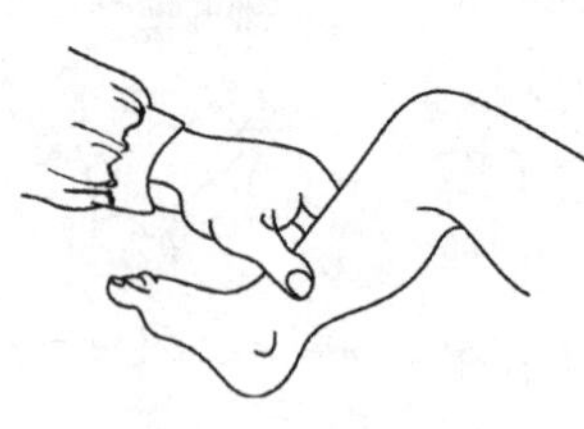

图 34 按揉三阴交

3. 补肾经、揉按三阴交各 200 次，以补益肾阴。

三阴交穴在内踝尖直上 3 寸，胫骨后缘凹陷中。用拇指或食指端按揉，称为按揉三阴交（图 34），可以交通血脉、通经络、调三阴经、清利湿热、通调水道等。

4. 补脾经、揉按足三里各100次，以健脾和胃，补益心气。

5. 顺时针摩腹5分钟，捏脊5次，以调和脏腑气血。

日常注意

1. 多清淡饮食。避免食用辛辣、肉食、鱼、虾、海鲜等容易助火生热、碍滞脾胃、难以消化的食物。

2. 多吃能平肝的食物，如佛手、芹菜、番茄、绿茶、苦瓜、菊花等。

3. 少吃含铅量高的食物，如爆米花、皮蛋、向日葵等。

4. 平时应锻炼身体，增强体质。

5. 不要熬夜，早睡早起，以促使阴阳调和，阴平阳秘，疾病恢复。

6. 家庭给予适当的人文、情感关怀，并从心理、学习、人际交往等多方面教育引导。

7. 及时就诊。小儿多动症往往会对学习、社会交往等各方面造成严重影响，故应及时就医。

第4章

肾系病证

小儿出生后，五脏六腑、骨骼筋肉等随着年龄增长，不断发育成熟和完善。在整个发育过程中，儿童仍旧处于脏腑娇嫩、形气未充的状态。故《灵枢·逆顺肥瘦》中说：“婴儿者，其内脏，血少气弱。”也正因为儿童经脉未盛、神气怯弱、内脏精气不足，卫外功能不固，故古人谓之“稚阴稚阳”。

肾藏精，精化气。肾气在生长发育过程中起到了重要作用。肾气是生气之源，是生命力活动的原动力，具有推动人体生长发育、促进人体生殖功能、防御外邪入侵的功效，故称为先天之本。

若肾气亏虚，影响肾司二便功能，则会出现遗尿；若肾气亏虚，影响生长发育功能，则往往会出现疝气、生长发育迟缓等病症；若生长发育太过迅速，肾气亏虚，不能濡养筋骨，则容易出现生长痛。肾主骨生髓，若肾气虚，脑髓不充，则易影响儿童智力发育；肾主生长发育，若肾阴亏损，虚热上炎则易出现性早熟等，诸多病症，皆以补肾益精为本。

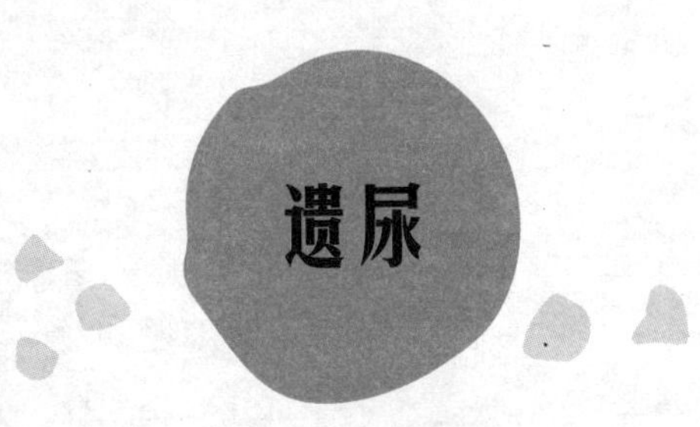

遗尿

遗尿是指 3 岁以上儿童在睡眠中不知不觉地将小便尿在床上，又称“尿床”。中医认为儿童遗尿，多属于先天肾气不足、下元虚冷所致。肾与膀胱之气俱虚，不能制约水道，因而发生遗尿。也有各种疾病引起的脾肺虚损、气虚下陷，出现遗尿症。或湿热之邪下注膀胱，小便失约而致遗尿。遗尿症必须及早治疗，如果迁延日久，则会妨碍小儿的身心健康，影响发育。

芡实覆盆子粥

组方：芡实（鸡头米）30g，覆盆子 12g。

用法：煮粥。食用。

方解：芡实又称为鸡头米、鸡头实，我们经常用来煮粥食用。芡实味甘、涩，性平。具有补肾固精，健脾止泻的功效，常常用于治疗遗尿、尿频等病症。《本草求真》曰：“芡实如何补脾，以其味甘之故；芡实如何固肾，以其味涩之故。惟其味甘补脾，故能利湿，而泄泻腹痛可治；惟其味涩固肾，故能闭气，而使遗、带、小便不禁皆愈。”覆盆子，顾名思义，覆盆而收，即原本夜间起床上厕所小解时需要便盆，但吃过覆盆子之后，不再起夜，便盆就收起来了。覆盆子入药，味甘酸，微热，入肝、肾二经，亦可作为水果食用，是治疗儿童遗尿的常用药，常常配伍芡实等药物。《本草衍义》：“益肾脏，缩小便。”

功效：补肾缩尿。

主治：肾虚遗尿、尿频。

山药莲子芡实薏米粥

组方：山药、莲子、芡实、生苡仁各10g，香大米50g。

用法：熬粥食用，连续服用1～2周。

功效：健脾补肾、固涩缩尿。

主治：儿童脾肾不足所致遗尿。症见患儿时常遗尿、面色萎黄、智力减退、精神不振、头晕腰酸、四肢不温等症。年龄较大儿童有怕羞或精神紧张。

按语：①大凡肾亏遗精、发育迟缓等症皆可用本法。②山药平补脾胃，药食两用，可健脾益胃助消化，不论脾阳亏或胃阴虚皆可食用。

甘草干姜汤

组方：炙甘草10g、干姜5g。

加减：若呕吐加苏子6g、陈皮6g；若大便溏稀加白扁豆、莲子各6g；大便干加胖大海6g。

用法：水煎30分钟。

功效：温肺化饮、温补脾胃、散寒止咳。

主治：肺胃虚寒，症见体质虚弱，容易感冒咳嗽，咳吐白痰或痰涎、量多清稀，食欲不振、自汗出、小便频数、遗尿、心烦、微恶寒怕冷、腹痛、腹胀等。

来源：《伤寒杂病论》。

小儿推拿法

组方：揉丹田、补肾经各200次，补脾经、补肺经各100次，摩腹10分钟，揉龟尾30次，横擦腰骶部（肾俞、八髎穴）5分钟，以透热为度。按揉百会、揉外劳、揉三阴交各1分钟。每日晚上推拿一次。

方义：揉丹田、补肾经、擦腰骶部，可温补肾气，壮命门之火，固涩下元；补脾经、补肺经健脾益气，补肺脾气虚；按揉百会、揉外劳温阳升提；按揉三阴交通调水道；揉龟尾通调督脉。

尾椎骨端为龟尾穴。用拇指或中指端按揉称为揉龟尾（图35），能通调督脉经气，调理大肠气血，具有止泻、通便作用，较为平和。

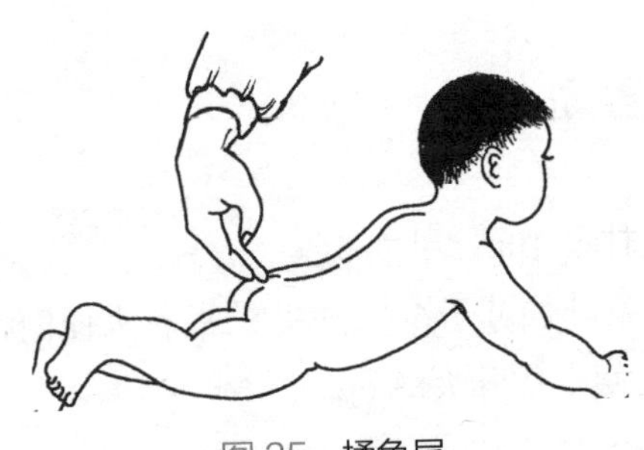

图35 揉龟尾

艾灸法

取穴： 关元、委中、肾俞、脾俞、涌泉、百会穴。

用法： 艾灸关元、委中、肾俞、脾俞各 3 ~ 5 分钟，涌泉、百会穴各 3 分钟，每日 1 次，连续数日。

功效： 温补下焦、固涩缩尿。

主治： 儿童肾虚，下元虚寒型遗尿。症见面色苍白，肢凉畏寒，神疲乏力，小便清长，舌质淡嫩。

按语： 关元穴乃小肠之募穴，艾灸关元，可温补下焦，又可增强小肠泌别清浊之功。《本草从新》：“艾叶……以之灸火，能透诸经而除百病。”《景岳全书》：“凡睡中溺者，此必下元虚冷，所以不固。”

委中在腘窝中央，两大筋（股二头肌肌腱、半腱肌肌腱）之间。艾灸委中，可疏通经络、息风止痉。

贴耳穴法

取穴： 肾、膀胱、皮质下。

用法： 用王不留行籽贴压耳穴，每次按摩 3 ~ 5 分钟，每日 3 ~ 5 次，每隔 4 ~ 5 日更换一次。连续贴敷 5 ~ 6 次。

功效： 调理下焦、固涩缩尿。

主治： 遗尿。证属肾虚、湿热下注等各种类型者，皆可以使用。

夜尿偏方

组方：益智仁、石菖蒲各50g。

用法：研成极细粉末，每次取5～6g，加白糖或红糖适量，开水冲服，每日1～2次，连用10日。

功效：温补脾肾、醒神缩尿。

主治：儿童遗尿。

胡椒蒸蛋

组方：白胡椒5粒、鸡蛋1个。

用法：将鸡蛋顶端钻一个小孔，撒入胡椒，随后用湿纸封住口，再将鸡蛋蒸熟，食用。5岁以下小儿每晚1个，5岁以上小儿每晚2个，连续5～7天。

功效：温中散寒止遗。

主治：儿童脾肾虚寒遗尿。

肚脐贴敷法

组方：补骨脂、五味子、石菖蒲各20g。

用法：将以上药物研成极细粉末，每次取药粉5～6g，用温醋调成糊状，放在肚脐中，外用纱布盖住，再用伤湿止痛膏包扎，每日晚上临睡时更换一次，连用7～10日。

功效：温肾固涩、缩尿止遗。

主治：儿童肾虚遗尿。

中成药

龙胆泻肝丸：常用于湿热下注型遗尿。虽然遗尿多属于肾虚，但也有属于湿热下注者，症见体质偏热、小便黄、气味大、大便干、口苦口臭、平素急躁易怒等一派火热病症表现。

六味地黄丸：适用于儿童肾气亏虚者。

日常注意

1. 多吃健脾补肾的食物，如莲子、山药、芡实、薏米、覆盆子、枸杞、核桃、桑椹等。

2. 正常的排尿习惯尚未养成时，尿床者不属于病理现象。夜间入睡后，家长应定时叫小儿起床排尿，以便其养成良好的卫生习惯。

3. 积极治疗，给予适当营养，并注意休息，不要过度疲劳。

4. 临睡前两小时最好不要饮水，少吃或不吃流质类食品。

5. 注意不要让儿童受到惊吓。曾治疗一儿童，因为看了一个他害怕的电视，连着两晚尿床。原因何在？惊恐伤肾，肾司二便，肾气虚则不能制约二便，导致遗尿。正如《素问·举痛论》曰："恐则气下……惊则气乱……恐则精却，却则上焦闭，闭则气还，还则下焦胀，故气不行矣……惊则心无所倚，神无所归，虑无所定，故气乱矣。"

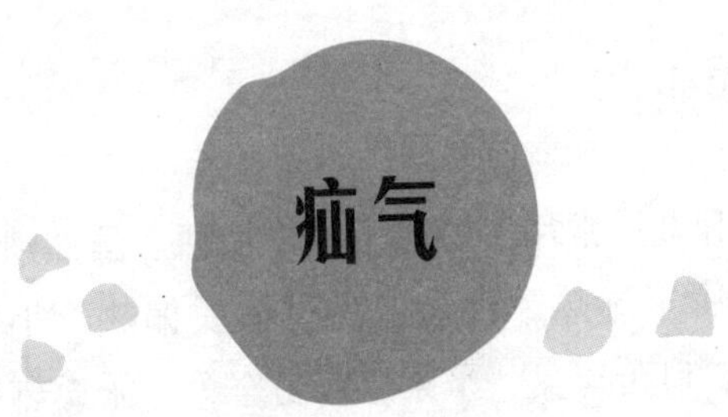

疝气

小儿疝气包括腹股沟疝和脐疝两种，主要是先天性因素。腹股沟疝主要是由鞘状突未关闭所致，脐疝是由于脐环不能及时缩小闭合，早产儿、低体重儿因出生时生长发育不完全所致，常因哭闹、便秘、腹泻、咳嗽等导致腹腔内压力增高而发病。

中医认为疝气多因肝气郁滞，或气血亏虚，或寒气凝滞，气滞血瘀造成的。应疏肝理气、温经散寒、益气养血、化瘀止痛。

茴香粳米粥

组方：小茴香 10g、粳米 60g。

用法：把小茴香放入适量水锅中上火，煎汤去渣，放入淘洗净的粳米煮成粥。也可将小茴香焙炒后研为细末，加入煮好的粥中。每日 2 次，趁热服，3 ~ 5 日为 1 个疗程。

功效：行气止痛、健脾开胃。

主治：适用于小肠疝气，脘腹胀气、呕吐、食欲减退、睾丸肿胀偏坠以及鞘膜积液等症。

佛手荔枝粳米粥

组方： 佛手 10g、荔枝核 30g、粳米 60g。

用法： 将佛手和荔枝核一起煎煮 30 分钟，然后去渣，再加入粳米，煮粥，食用。

功效： 疏肝理气、健脾益气、温中止痛。

主治： 疝气，气滞疼痛、寒疝小腹冷痛等症。

按语： 荔枝核，《本草衍义》曰："治心痛及小肠气。"《本草纲目》认为可"行散滞气，治癞疝气痛，妇人血气痛"。

盐包热熨法

方法： 将粗盐放在锅里，点火加热，等锅内粗盐出现噼啪声响的时候，用铁铲不断翻炒，待到响声密集时停下来，再用铁铲将粗盐放在包好的布袋里（或直接用微波炉加热），隔衣放在肚子上（注意防止烫伤），尤其是腹部疼痛处以及疝气凸起处，每次 20～30 分钟，每日 2～3 次。

功效： 温经散寒、温通经络。

主治： 适用于寒疝腹痛严重，冷痛，手脚发凉，甚至全身出冷汗等。

注意： 热敷过程中，切勿烫伤。

吴茱萸肉桂脐疗法

组方： 吴茱萸 100g、肉桂粉 10g。

用法：先把肉桂粉5g放在肚脐里面，然后将吴茱萸炒热，放在一个自做的肚兜里，覆在肚脐上热敷。若是凉了可以再换一个，交替运用。每次20～30分钟。每日1～2次。

功效：温补下元、散寒止痛。

主治：适用于寒疝腹痛严重，冷痛，手脚发凉，甚至全身出冷汗等。

脐疗法

组方：小茴香、川楝子、橘核、荔枝核、黄皮核、吴茱萸各50g，米醋、面粉适量。

用法：除米醋和面粉外，其余药物混合研为细末，贮瓶备用。临用时取药末6～9g，调以米醋、面粉，拌匀成膏糊状，贴在肚脐上，外面用2cm×3cm纱布盖住，再用胶布固定，每日换药1次，贴至病愈方可停药。

功效：行气止痛、温经散寒。

主治：小儿疝气，腹股沟处出现肿块，睾丸坠胀疼痛，哭闹时明显增大。

来源：《敷脐妙法治百病》。

小儿推拿法

1. 顺运内八卦3分钟，以行气理气。
2. 清肝经、补脾经、补胃经各300次，健脾疏肝、和中升提。
3. 补肾经500次、捣小天心5次，清热镇惊、补肾养阴。

4. 点揉按压天枢、关元、丹田穴各1～2分钟，以温补下元、调理气机。

5. 平卧，屈髋屈膝，使腹部放松，此时用手将患儿脱垂下来的肿块（肠段）轻轻推送入腹腔之中。同时手指并拢，在患儿腹部疝气脱口轻揉10～15分钟，以促使其逐渐闭合。

6. 捏脊5次，以调和脏腑气血。

中成药

补中益气丸：适于面黄肌瘦、胃口差、容易感冒、大便常不成形、动不动就喊累、倦怠时疝气尤为显著等属于“气虚”型的疝气。其他益气健脾的中成药，如参苓白术散、健脾丸也可以选用。

金匮肾气丸：针对肾阳不足、阳虚寒凝所致的疝气疼痛，平时表现为手脚发凉、冰冷，容易怕风感冒、体质较差等。

柴胡疏肝散：针对平时躁动不安、容易发脾气、急躁易怒，属于中医“气滞”型的疝气。

日常注意

1. 尽量避免和减少哭闹、咳嗽、便秘、生气等，以免腹压增大，疝气加重。

2. 注意休息，不要剧烈运动，避免久站等。若是疝气坠下时，可用手轻轻将疝气推回腹腔。

3. 平时多吃健脾益气、补脾益肾的食物，如佛手、扁豆、山药、莲子、山楂、芡实、红枣、桑椹、覆盆子、茯苓等。

4. 部分婴幼儿用中医方法治疗，可以治愈。也有部分1岁以上小儿腹股沟疝不能自愈者，或4岁以上脐疝脐环直径为2～3cm或以上者，应考虑手术。

5. 如发现小儿哭闹不止，疝块不能回缩的情况，则提示可能发生了疝气嵌顿，应立即去医院就诊。

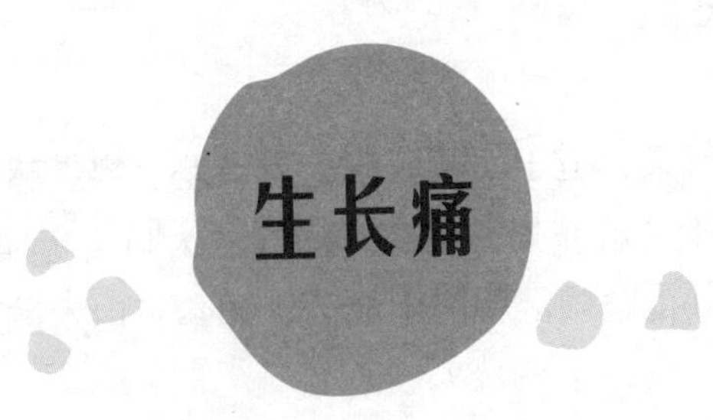

生长痛

生长痛是指儿童的膝关节周围、小腿和大腿前侧的肌肉疼痛，排除骨骼、关节疼痛，无任何外伤史，活动也正常，局部组织无红肿、压痛。生长痛大多是因儿童活动量相对较大，长骨生长较快，与局部肌肉和筋腱的生长发育不协调等而导致的生理性疼痛。生长痛通常发生在夜间、下午。白天由于儿童的活动量比较大，即使感到不舒服，也可能因为专注于其他事物而不易察觉。夜间身心放松，疼痛的症状就会使患儿感觉不适，甚至难以忍受。大约有25%～40%的生长痛发生于年龄在3～5岁的孩子中，8～12岁的孩子中也比较多见。

中医虽然没有生长痛的病名，但分属于“下肢痛”“痹证”中。根据生长痛的常见表现，也可以分为气血亏虚、肾精不足、外感风寒等证型。

木瓜粥

组方：木瓜 9g、大米 50g、生姜 2 片、大枣（剥开）2 个。

用法：将以上食材一起放入锅里面，煮粥食用。每日 1 次。连续服用 1 周。

功效：温中健脾、祛湿通络、缓急止痛。

主治：儿童生长痛属于气血亏虚者，平素身体瘦弱、活动量较少，突然活动后两腿疼痛，容易疲劳乏力。

按语：木瓜酸、涩，温。入肝、脾、胃经，具有和胃化湿、舒筋活络的功效，善于治疗吐泻、腹痛、腓肠肌痉挛、湿痹、痢疾、黄疸、脚气、腰膝无力。

鸡血藤煮鸡蛋

组方：鸡血藤 100g、鸡蛋 10 个。

用法：将鸡血藤用布包住，同鸡蛋一起放入锅内，加水，将鸡蛋煮熟后，去掉蛋壳，然后再煮两三分钟，待冷后吃鸡蛋。每次 1 个鸡蛋，每日 2 ~ 3 次，连续 1 周。

功效：养血荣筋、通络止痛。

主治：生长痛或风湿痹痛，手足麻木等病症。

按语：鸡血藤味苦微甘、性温，归肝、心、肾经；鸡血藤色赤入血，质润行散，具有活血舒筋、通经活络的功效。

四缝穴点刺放血法

取穴：四缝穴，也叫四横纹。在掌面，食指、中指、无名指、小指第一指间横纹。

用法：在三棱针点刺之前，为缓解针刺疼痛，可用细绳捆紧指根处，在四缝穴处常规消毒，用三棱针（采血针）快速点刺，深度大约 0.1 寸，然后挤出少许血液或黄白色黏液。最后，用酒精干棉球擦干净，并压迫止血。注意 2 小时以内不要沾水，以免出现感染。

功效：通络止痛。

主治：儿童生长痛出现的膝盖痛、腿疼。

按语：四缝穴常治疗多种肠胃疾病，如纳呆、腹胀等，但三棱针点刺四缝穴放血法，还可以用来治疗生长痛。一般针刺患侧四缝穴，针刺以后腿疼就会减轻，如果没有见效，可以针刺另一侧四缝穴。

小儿推拿

❶. 从上向下揉捏腿部 10 分钟，尤其是膝关节和疼痛处，需要重点揉捏，注意力度适宜。

❷. 推按腿部 2 ~ 3 分钟。一般是从上向下推按整个腿部，尤其是膝关节和疼痛处，重点推按。

❸. 搓擦腿部 1 ~ 2 分钟。用手在整个腿部快速搓擦，尤其是膝关节和疼痛处，以使局部皮肤温热为宜。

局部热敷

用法： 用热水袋热敷腿部疼痛处，每次 20 ~ 30 分钟，每日 1 ~ 2 次，连续 1 ~ 2 周。

功效： 温经通络、止痛。

主治： 儿童的生长痛属于寒邪入络者。

案例： 寒邪阻滞经络，常常见到下肢局部发凉，常常有“遇寒痛增”“遇热痛减”的表现。曾经治疗一位生长痛小患者，最初是因为在秋末冬初天气寒冷的时候，踢球、穿的衣服很少，导致寒气侵袭腿部，造成疼痛不已。采用热敷法，温经通络、散寒止痛之后，很快就痊愈了。

注意： 防止烫伤。

日常注意

1. 多吃能养血活血、舒筋通络的食（药）物，如桃仁、油菜、茄子、山楂、丝瓜、醋、当归、木瓜等。
2. 注意腿部防寒保暖。
3. 生长痛比较严重时，让患儿多休息，适当减少剧烈运动。
4. 多晒太阳。

性早熟

性早熟是指女孩在8岁前第二性征发育，即乳房发育，有硬结或疼痛，阴毛、腋毛出现，身高、体重迅速增长，外生殖器发育，或10岁前月经来潮；男孩在9岁前开始性发育，出现喉结变大、声音变粗、长胡须，外生殖器发育等，可诊断为性早熟。性早熟的发生率大约为0.6%，以女孩多见。

性早熟分为真性性早熟与假性性早熟。真性性早熟与正常性成熟一样，仅是提早发育。发育过程也按正常次序相继出现，有排卵性月经周期和生育能力。假性性早熟是指第二性征发育出现在卵巢发育前，即可有生殖器发育，乳房发育，阴毛及腋毛生长，而生育能力不提前，或有无排卵性月经。有时也有部分性早熟现象，如单纯阴毛早现或单纯性乳房发育过早。

性早熟对身体发育有一定危害，对儿童身心有不利影响。由于发育成熟过早，骨骼生长期缩短，可造成身材矮小，以及与其他儿童的差异而存在心理问题。

中医认为，性早熟多为肝肾阴亏、虚火上炎所致。故其治疗也以补肝肾阴、清肝火为主。

滋阴降火汤

组方：怀山药10g，生地、麦冬、夏枯草、菊花各6g。

用法：水煎30～40分钟。内服。

功效：滋阴降火。

主治：用于肝肾阴亏、虚火上浮所致的性早熟，症见提前发育，伴有面红目赤、口渴、大便干、小便黄、烦躁易怒、容易盗汗、女孩口唇周围汗毛变粗等。

山药扁豆薏米粥

组方：怀山药30g、薏米30g、白扁豆10g。

用法：熬粥食用。

功效：健脾益气、化湿和胃。

主治：性早熟也有少数属于痰湿停留中焦者。多伴有不思饮食、体型肥胖、腹泻等脾胃痰湿的表现。

两核汤

组方：橘核9g、荔枝核9g、海带9g、海藻9g、夏枯草9g。

用法：水煎服。

功效：软坚散结、清肝止痛。

主治：性早熟之乳房提前发育，有硬结，按压或接触时疼痛明显者。

清肝茶

组方： 薄荷、夏枯草、佛手、甘草、炒麦芽各 3g。

用法： 将以上药物放在茶杯里，泡水喝。

功效： 疏肝清肝。

主治： 性早熟证属肝火旺盛者，症见发育提前、平素容易发脾气、胸胁胀痛、急躁易怒、口苦面赤等。

小儿推拿法

1. **清肝补肾** 清肺经、清肝经各 500 次。
2. **疏肝理气** 揉内关、膻中穴各 2 分钟。
3. **补肝肾阴** 补肾经 500 次，揉涌泉 3 分钟。
4. **调理脏腑** 捏脊 5 次。
5. **健脾化痰** 揉中脘、足三里各 2 分钟。

中成药

加味逍遥丸：适用于平素肝火旺，脾气急躁、易怒的性早熟患者。方中柴胡疏肝解郁，使肝气条达为君药；白芍酸苦微寒，养血柔肝；当归养血和血理气，补肝体而助肝用，使血和则肝和，血充则肝柔；白术、茯苓、甘草健脾益气；丹皮、山栀清热泻火。

知柏地黄丸：是《景岳全书》中的药方，能够补肝肾阴、清肝肾虚火，用于治疗肝肾阴亏火旺所致的性早熟。

大补阴丸：来源于《丹溪心法》，是金元名医朱丹溪根据“阴常有余，阳常不足，宜常养其阴”而制订的方剂，对性早熟之阴虚火旺证适合使用。

日常注意

1. 多吃蔬菜、水果，少吃各种肉类、鱼虾、海鲜及高油炸的食物。现在很多禽肉类含有大量性激素，这些性激素间接进入人体后，往往会导致儿童性早熟。
2. 不要盲目进补。避免吃人参、鹿茸、紫河车等补药；避免摄入豆浆、蜂王浆、牛初乳、花粉、蚕蛹等食品。
3. 避免儿童看涉性影视、书籍、网站等。
4. 早睡早起，锻炼身体，不要熬夜。

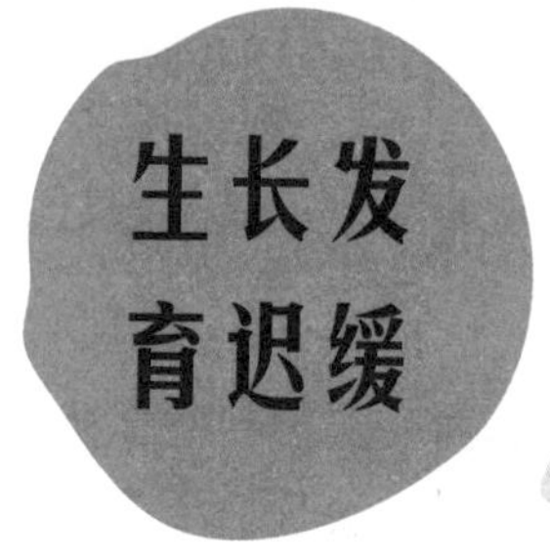

生长发育迟缓

生长是指身体各器官、系统的长大；发育是指细胞、组织、器官的分化与功能成熟。生长发育迟缓是指在生长发育过程中，出现速度放慢或是顺序异常等现象。儿童发病率为6% ~ 8%。

中医认为发育迟缓属于五迟五软范畴。五迟指立迟、行迟、发迟、齿迟和语迟；五软指头项软、口软、手软、足软、肌肉软。五迟五软多因先天禀赋不足，或后天失养，造成脾肾不足、精血亏虚、脑髓不充、脏器虚弱、筋骨失养而致。故对其治疗，也多从健脾益气、补益肾精、疏肝理气、行气活血入手。

莲子芡实薏米粥

组方：莲子、芡实、薏苡仁各 20g。

用法：煮粥食用。

功效：健脾补肾。

主治：儿童脾肾不足之生长发育迟缓，症见头项软、四肢软弱无力者。

健脾补血粥

组方：山药、龙眼肉、百合各 10g，大枣 5 个，粳米 50g。

用法：煮粥食用。

功效：健脾补肾、养心安神、益气补血。

主治：生长发育迟缓，证属脾胃亏虚，气血不足，多伴有食欲不振、纳呆、消化不良等表现。

五加皮小米粥

组方：五加皮 3g、小米 50g。

用法：将小米熬煮成粥。取五加皮 3g，研成细末，调于稀粥中服用，每日 3 次。

功效：健脾补肾，强健筋骨。

主治：生长发育迟缓之立迟、行迟者，常见腰脊、脚、膝等筋骨软弱无力。

健脑补肾法

组方：黑芝麻 10g、胡桃肉 10g、焦山楂 10g、枸杞 10g。

用法：煮水喝。

功效：补肾益精、养血滋阴。

主治：肾气不足、肾精亏损之生长发育迟缓，症见头发萎黄、智力迟钝、齿迟者。

龙眼莲子益智汤

组方：远志、益智仁各 50g，龙眼肉、莲子各 10g。

用法：先将远志和益智仁研成极细粉末。龙眼肉和莲子一起放入锅内，水煎 30 ~ 40 分钟。每取远志、益智仁粉末 1 ~ 3g，用龙眼肉莲子汤送服。每日 2 ~ 3 次。

功效：养心补肾、健脑益智。

主治：生长发育迟缓之智力迟钝、语迟。

健脾推拿法

1. 补脾土、推三关、补肾经各 500 次。

2. 摩腹10分钟。

3. 点按肾俞、脾俞、足三里、三阴交、涌泉各3分钟。

4. 捏脊5次。

早晚推拿各1次。

日光浴法

加强户外活动，每日阳光照射（避免强光暴晒）1～2小时。此法有治疗和预防生长发育迟缓的功效。

中成药

六味地黄丸：是儿科名医钱乙创制的治疗儿童发育不良的药方。可以每次服用3g，每日2～3次。

补中益气丸：适合脾胃气血亏虚的患者，症见食欲不振、面色萎黄、乏力等。

玉屏风散：适合肺脾气虚、容易感冒的患者。

龙牡壮骨冲剂（颗粒）：具有强筋壮骨、和胃健脾之功效，适合肺脾气虚及脾肾亏虚证。临床常用于治疗和预防发育迟缓、小儿佝偻病、软骨病；同时对小儿多汗、夜惊、食欲不振、消化不良等症也有治疗功效。

注意事项

1. 发育迟缓常见原因有染色体异常（唐氏综合征、特纳综合征）、代谢性疾病、骨骼疾病、慢性疾病、慢性营养不良性疾病、内分泌疾病（如生长激素缺乏症、甲状腺功能低下症）等。这些疾病都属于慢性病，需要有耐心，做好长期治疗的准备。

2. 排除正常的生长变异。如家族性矮身材、体质性发育延迟，以及低出生体重性矮小，这些与先天遗传因素或宫内的发育不良有关，其生长速度基本正常，一般来说可以不用特殊治疗。但根据多年中医临床经验发现，经过治疗，疗效还是很不错的。

3. 多吃增智（益智、健脑等）类食物：粳米、荞麦、核桃、葡萄、菠萝、荔枝、龙眼、大枣、百合、山药、黑芝麻、黑木耳等。

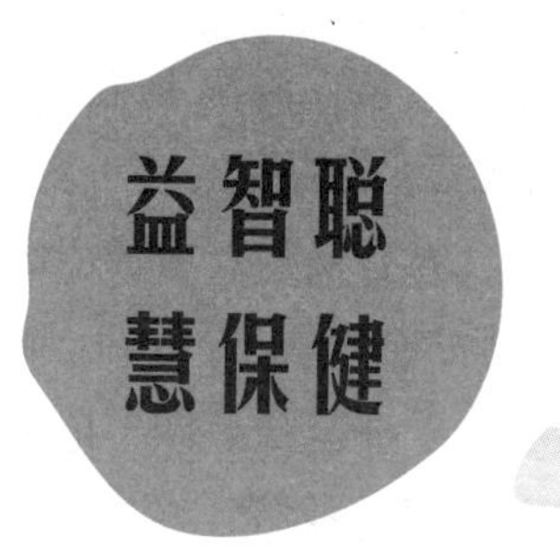

益智聪慧保健

孩子聪明有智慧，是父母的期望。那么我们能不能从身体的成长方面给孩子帮助呢？方法也是有的。中医认为，儿童聪明、发育良好，与脏腑精气充盈、气血协调、阴阳平和有关。心藏神，肾藏志，脾胃为后天之本，故小儿益智聪慧重在调理心、肾与脾胃。

补肾健脑粥

组方：糯米 30g、核桃仁 10g、黑芝麻 3g。

用法：洗净以后，加水煮粥，食用。

功效：常服能益气补血、补肾健脑。

主治：适用于肾气不足之记忆力不佳、反应不够灵敏。

按语：本法为食疗方，可以长期食用。

补心强志粥

组方：龙眼肉 10g、粳米 60g、淮小麦 10g、大枣（剥开）5 个。

用法：将各种原料去杂，淘洗干净，放入锅内。加水，煮沸后改用小火，直至烂熟。食用。

功效：补心益智、养心安神、增强记忆。

主治：适用于心脾气血不足导致的记忆力不佳、多梦、精神不振、意志力不足、不够坚强、做事情不够主动等。

按语：龙眼肉能够健脑益智，粳米能够增强记忆，大枣能够增强意志，淮小麦能够养心安神。

龙眼莲子益智汤

组方：远志、益智仁各 50g，龙眼肉、莲子各 10g。

用法：先将远志和益智仁研成极细粉末。龙眼肉和莲子一起放入锅内，水煎 30 ~ 40 分钟。每取远志、益智仁粉末 1 ~

3g，然后用龙眼肉莲子汤送服。每日2～3次。

功效：养心补肾、健脑益智。

主治：心肾不足之记忆力不佳、智力迟钝、语言迟缓。

小儿推拿保健法

1. 养心安神、健脑益智 心神强大，则反应灵敏，思维敏捷；心神弱小，则容易为外物所惊扰，分心走神、反应迟缓，或易受惊吓。脑为髓海，为奇恒之府，与人的精神活动、言语等功能有关。故清代医家汪昂在《本草备要》中说："人之记性，皆在脑中。"故需养心安神，健脑益智。

（1）揉百会、四神聪各3～5分钟，健脑益智。

（2）搓手心劳宫穴1～2分钟，去心火，安神。儿童心火常有余，所以用搓劳宫穴来去心火，安神。

2. 调理脾胃，升降有序 脾胃为后天之本，儿童的生长发育所需要的营养全赖脾胃功能。脾胃功能好，则吸收好，不需刻意补钙、铁及微量元素。且脾胃位居中焦，脾主升清，胃主降浊，一升一降，是气机上下升降的枢纽，使人体气机保持协调。若是脾胃不和，则百病生焉。故《脾胃论》中说："上气不足，脑为之不满，耳为之苦鸣，头为之苦倾，目为之眩……皆由脾胃先虚，气不上行所致也。"

（1）顺时针摩腹、揉足三里各3～5分钟。

（2）清补脾经、下推七节骨各2～3分钟。

3. 补肾强志，调和阴阳 肾藏精，主人体生长发育。故《素问·六节脏象论》曰："肾者主蛰，封藏之本，精之处也。"机体的发育成熟，都是由肾气所主。肾藏志，即人的志向和肾精充盈与否有关，肾精充盈，则志向远大。

（1）捏脊5次。

（2）搓足心涌泉穴2～3分钟。

日常注意

1. **健康饮食** 蛋白质、牛奶不能少，也不宜过多；少吃零食。

2. **多吃增智（益智、健脑等）类食物** 粳米、荞麦、核桃、葡萄、菠萝、荔枝、龙眼、大枣、百合、山药、黑芝麻、黑木耳等。

3. **多晒太阳** 《素问·生气通天论》曰：“阳气者，精则养神，柔则养筋。”

4. 多做户外运动，可促使气血流动更快。

5. **早睡早起** 每晚9点前应上床睡觉。睡眠主收藏，养心肾阴。气血充足，智力发育良好。

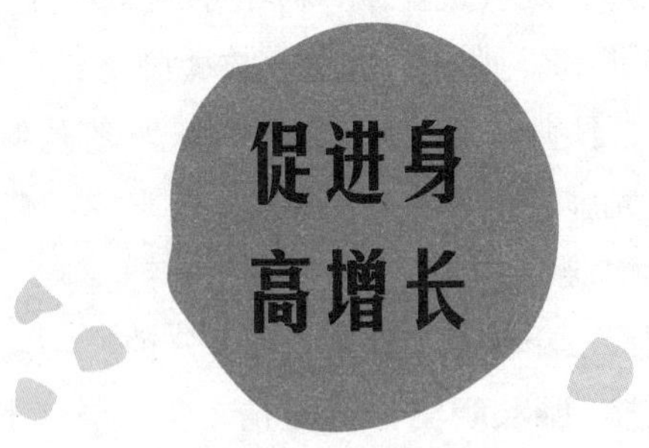

每位家长都希望孩子长得高、长得壮，却往往苦于无法得其

门而入。笔者经过多年临床发现，儿童长得高、长得壮有法可依，一些小朋友迟迟不长个儿，经过调理，很快身高就得以增长。这里推荐一些小儿推拿疗法，可供参考。

滋肾助本

据我观察，儿童身高不能增长，主要与先天肾和后天脾有关。肾藏精，以气为用，肾气盛衰直接关系到人的生长发育，乃至儿童的身体强壮与否。在整个生命过程中，正是由于肾中精气的盛衰变化，而呈现出生、长、壮、老、已的不同生理状态。打个比方，假使人是一棵大树的话，肾就像树根一样，根深方能叶茂，同样道理，肾气充足身体才好。故在儿童生长发育的治疗中，补肾是重要的方法。

1. 补肾经 3 分钟。
2. 揉涌泉 5 分钟。
3. 横擦腰骶部 3 分钟。

健脾和胃

脾主运化水谷精微，化生气血，为后天之本。后天的生长主要和脾胃气血亏虚有关。脾胃气血充足，则水谷精气等营养物质充盛，小儿生机旺盛，发育迅速。故“人之始生，本乎精血之原，人之既生，由乎水谷之养。非精血无以立形体之基；非水谷，无以成形体之壮。水谷之海本赖先天为之主，而精血之海又赖后天为之资。故人之自生至老，凡先天之不足者，但得后天培养之力，则补天之功，亦可居其强半。”（《景岳全

书·脾胃》）

❶. 顺运内八卦 3 分钟。

❷. 顺时针摩腹 5 分钟。

❸. 补脾胃经 3 分钟。

温养肝气

儿童体质为少阳之体，如同幼苗一样。在人体中，肝胆属木，主生长生发。故肝胆气血充足则小儿的生长发育迅猛，在体格、智力、脏腑功能上不断地完善和成长，如同旭日东升，草木方萌，欣欣向荣。

❶. 捏脊 3～5 次。

❷. 搓摩胁肋 5 次。

❸. 推揉膻中穴 1～2 分钟。

去心肝火

清代医家叶天士在《临证指南医案·幼科要略》中说："襁褓小儿，体属纯阳，所患热病最多……小儿之体，生机蓬勃，以阳为用，六气著人，悉从火化。"故小儿具有易从热化、易动肝风的生理病理特点，需要去心肝火。

❶. 搓揉劳宫穴 1 分钟。

❷. 清小肠 1 分钟。

❸. 清肝经 1 分钟。

❹. 清天河水 2 分钟。

宣肺理气

人体一身之气的正常运行，需要靠肺气的宣发、肃降来完成。故要宣肺理气，使人体之气升降出入有常。

1. 擦大椎与肺俞穴 3 ~ 5 分钟。
2. 清大肠 1 分钟。
3. 揉天枢 1 分钟。
4. 拿肩井 3 ~ 5 次。

日常注意

1. 健康饮食。蛋白质、钙质不能少，少吃零食。也不要总逼着孩子多吃，否则会引起他的反感，厌恶吃饭。
2. 多晒太阳，万物生长靠太阳，人也不例外。《素问·生气通天论》曰："阳气者若天与日，失其所则折寿而不彰，故天运当以日光明……阳气者，精则养神，柔则养筋。"
3. 多做户外运动。适量运动、锻炼、多跳跃，可让气血流动更快。
4. 早睡早起。睡眠主收藏、养心肾阴，肾气足，才长得高。
5. 用药不能过于寒凉，也不可过于猛烈。

第5章 皮肤病证

儿童皮肤病是困扰许多家长的一大难题。为什么儿童容易出现这么多皮肤病，并且容易反复不愈呢？首先，因为儿童肌肤娇嫩，易受外界伤害。每当天气发生寒热、燥湿等变化时，或在生活环境中接触到外界动物皮毛、粉尘、化妆品等，都有可能造成儿童皮肤病，如湿疹、荨麻疹、痱子、皮肤疣、冻疮等。其次，也因为儿童脏腑娇嫩、气血不足、卫外不固、不耐寒热，故易受外邪侵袭而发病。对于儿童皮肤病的治疗，需要从内外两方面调理，并予以适当方法，方可取得良好效果。

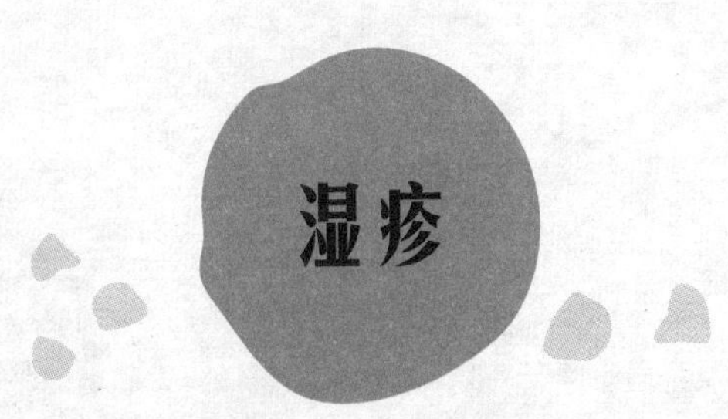

湿疹

湿疹是由多种内、外因素引起的剧烈瘙痒的一种皮肤炎症反应。小儿湿疹是儿科常见病，发病率比较高，也比较顽固。常见症状为局部皮肤瘙痒以及各种不适，如出现烦躁不安、哭闹等情绪异常。

中医认为，湿疹的病因主要分为内因和外因。外因以外感六淫（风寒暑湿燥火）为主，且与生活环境、气候变化等因素有关，如各种外界刺激：日光、寒冷、干燥、炎热、热水烫洗，以及动物皮毛、植物、化妆品、肥皂、人造纤维等。内因多和脏腑功能失和、气血不调有关，常见的有心肝火旺、脾虚生湿等。因此，湿疹的治疗一般采用疏风清热、行气化湿、调和气血等治法。

荷叶薏米粥

组方： 新鲜荷叶 1 ~ 2 张（或干荷叶 10 ~ 20g）、生苡仁（薏米）60g、冰糖适量。

用法： 将荷叶洗净，放入锅内，加水 2000 ~ 3000ml，先用大火烧开，再换用小火煎煮 30 分钟，然后将荷叶渣去掉，滤液，再将薏米（生苡仁）放入锅中煎煮，直至熬煮成粥。加适量白糖或冰糖，食用。

功效： 化湿清热。

主治： 适用于水湿比较旺盛的湿疹，尤其是夏天，天气炎热时出现或加重者。

按语： 荷叶具有升脾胃清气，化湿气的功效，多配伍薏米等做荷叶粥，美味清香又化湿清热。薏苡仁味甘、淡，性凉，归脾、胃、肺经，有利水渗湿、健脾利湿、除痹、排脓、解毒散结的功效，常用于治疗水湿盛类型的湿疹。

食疗方

组方： 绿豆 10g、薏苡仁 10g、金银花 6g、竹叶 3g、生姜 2 片。

用法： 水煎 30 分钟后内服。

功效： 化湿清热。

主治： 湿疹属于风湿热类型者，症见形状为多数密集的粟粒大小丘疹、丘疱疹或小水疱，严重者可以形成脓疱、脓痂、疖等，皮肤瘙痒剧烈、颜色发红。好发于头面、耳后、四肢远端、阴囊、肛周等，多对称性分布。

冬瓜绿豆薏苡仁汤

组方： 绿豆 30g、冬瓜皮 30g、薏苡仁 30g、冰糖适量。

用法： 将绿豆、冬瓜、薏苡仁一起下锅，加水适量，煎煮烂熟后，加冰糖即成。每日分 2 次服完，连服数日。

功效： 化湿清热。

主治：脾虚湿盛型湿疹。症见湿疹处皮肤瘙痒，颜色不是很红，起很多小水疱，尤其是抓破以后，渗出液较多。

按语：①脾虚湿盛多见于痰湿体质儿童，例如体型偏胖，或有腹泻，两眼睑略微浮肿。②冬瓜皮味甘、性凉，归脾、肺经，具有祛湿、利尿、消肿的功效。常用于治疗皮肤湿疹、水肿、脚气、泄泻等病症。例如《本草再新》曰：走皮肤，去湿追风，补脾泻火。

熏洗法

组方：苦参、黄柏、黄芩各 30g。

用法：水煎 30 分钟后，熏洗患处。每日 1～2 次，每次 10～15 分钟。一服药可以连续用 2～3 天。

功效：化湿清热。

主治：适用于各种类型的湿疹，症见皮肤瘙痒，起水疱，抓破以后容易渗出，皮肤略微有红色等。

洗澡法

组方：马齿苋 30g、苦参 30g、地肤子 30g、金银花 20g、黄柏 20g。

用法：水煎 30～60 分钟后，将药液倒出，加适量水，待到水温适宜，用药液给孩子洗澡，或用湿的毛巾擦拭局部。每次洗 10～15 分钟，每日 1～2 次，连续 5～7 日。

功效：化湿清热。

主治：本法不仅洗除污垢，保持排汗通畅，同时还可清热化湿，治疗风湿热类型的湿疹，症见皮疹颜色发红，伴有渗出液明显者。

按语： 在农村有这样一种植物，长在房前屋后、路边沟渠、山坡树林等地方，茂盛时可以长到一人多高，成熟时砍割下来可作为扫帚，极为耐用，深受百姓喜爱。它的嫩茎可以食用，种子可以入药，这种植物就叫做地肤子，也叫铁扫帚。地肤子味辛、苦，性寒，归肾、膀胱经。具有清热利湿，祛风止痒的功效，常常用地肤子和马齿苋、苦参、金银花、黄柏、白矾等一起，水煎外洗治疗湿疹。

干湿疹食疗方

组方： 金银花、乌梅、生甘草、蝉蜕、淡竹叶、薏仁、陈皮、桃仁各6g，冰糖适量。

用法： 水煎内服。

功效： 化湿清热。

主治： 慢性湿疹、干湿疹，症见湿疹日久，皮肤干燥或皲裂、粗糙，甚至抓破出血。

按语： 急性、亚急性湿疹常反复发作不愈而转为慢性湿疹；也可开始即为慢性湿疹。表现为患处皮肤增厚、浸润，棕红色或色素沉着，表面粗糙，覆鳞屑，或因抓破而结痂。自觉瘙痒剧烈。常见于手、肘窝、腘窝、小腿、足、外阴、肛门等处。病程不定，易复发，经久不愈。

干湿疹外洗方

组方： 丹皮、地榆、白鲜皮、茜草各30g。

用法： 水煎30分钟。用热毛巾蘸取药液，外敷患处。每次湿热敷10～15分钟。每日2～3次。连续1周。

功效： 清热凉血、息风止痒。

主治： 干湿疹日久，皮肤粗糙，干裂出血，局部形成红色斑片，皮肤灼热，干燥发痒，伴有鳞屑，或有色素沉着。

手足心贴敷法

药物： 生地、大黄各20g。

用法： 研成极细末，加入白酒适量捣烂。敷于患儿两足心一夜，次日清晨取下。每日一次。连续数日。

功效： 化湿清热。

主治： 用于婴儿湿热类型的湿疹。本法针对不方便服药的儿童。

肚脐贴敷法

组方： 地肤子、红花、僵蚕、蝉蜕各10g。

用法： 上药共研细末，每次取药末2～3g，水调成糊。敷脐。每日1次，连续数日。

功效： 化湿清热。

主治： 本方适用于湿疹后期的皮肤瘙痒症，尤其是湿疹日久的干湿疹。

出处：《敷脐妙法治百病》。

三黄四妙方

组方： 黄芩6g、黄连2g、黄柏6g、苍术6g、薏苡仁10g、牛膝6g。

用法： 水煎30分钟。内服。

功效： 清利下焦湿热、燥湿止痒。

主治： 会阴部、前后二阴以及肛门周围所出现的湿疹、湿疮。

按语： 会阴部的湿疹多为湿热下注所致，其表现往往也会瘙痒剧烈，严重影响生活，可用苦寒之法，清热燥湿来治疗。如用三黄四妙方，水煎内服。

日常注意

1. 预防很重要。平时内衣应宽松的棉织品，少用化纤、羊毛等衣物。

2. 平时多吃能化湿、燥湿的食物，如香椿、荞麦、陈皮、白萝卜、薏苡仁、茯苓、莲子、赤小豆、绿豆、冬瓜等。

3. 少吃辛辣、肉食。若是发现儿童对牛奶、鸡蛋、鱼虾等过敏起湿疹，要注意避免进食这类食物。

4. 日常生活规律，早睡早起。

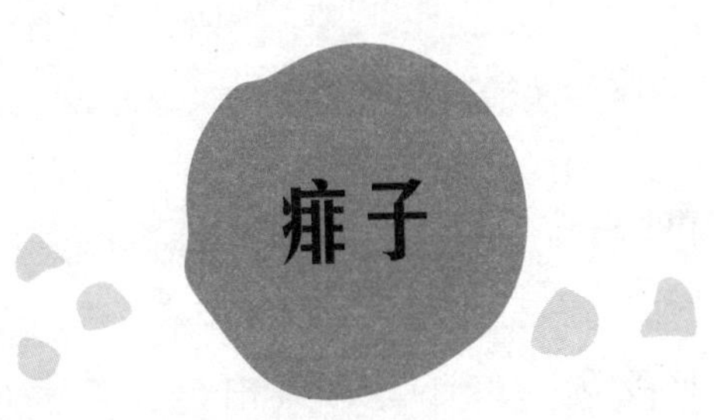

痱子

夏天又热又湿，孩子很容易长痱子。痱子是由于出汗多、汗液排出不畅，而引起的汗腺周围发炎。炎热的夏季，当孩子大哭大闹或家长长时间抱着孩子时，很容易生痱子。长在面部、颈部、躯干、大腿内侧、肘窝处等部位的白痱子、红痱子可继发感染成疖肿。痱子一般是在较热环境下起的，来得快，在凉爽的环境里也会较快地自行消退。痱子一般有发白的小尖，易出现在额头、后背，时轻时重。大家需要注意痱子和湿疹的区别：湿疹一年四季都可发生，一般刚出生后几周的孩子最容易起湿疹。其面颊部、前额、眉弓、耳后出现丘疹、皮疹或疱疹，伴有渗出液，干燥后形成灰色或黄色结痂。

自制痱子粉

组方：滑石粉 100g、天花粉 10g、生甘草 10g、冰片 6g。

用法：将上述药物混合在一起，研成极细末，放在密闭瓶中备用。每次取少量，涂抹在患处，每日 3 ~ 6 次，连续 3 ~ 5 日即可。

功效：清热利湿、祛痱止痒。

主治：痱子。

按语：滑石粉质地沉重，撒在身体上不容易飘散在空气中，不会引起呼吸道病症，如咳嗽、鼻炎等。天花粉、甘草可以解暑热、生津液。冰片更是少有的辛凉透散的中药，有利于药效透过皮肤。

西瓜翠衣粥

组方：西瓜皮（绿色的部分，切碎）100g、生姜3片（大约10g）、新鲜荷叶1～2张（或干荷叶10～20g）、大米60g、冰糖适量。

用法：在锅内加水2000～3000ml，将洗净的西瓜皮、荷叶、生姜放入，大火烧开后，换用小火煎煮30分钟，去渣滤液，再将大米放入锅中煎煮，直至大米煮成粥，加适量白糖，食用。

功效：清热利湿、祛痱止痒。

主治：痱子。

金银花水洗澡

组方：金银花50g。

用法：大火烧开后，换用小火煎煮15分钟。将金银花水倒入洗澡盆中，加适量冷水，直到水温合适，外洗身体。

功效：清热、利湿、止痒。

主治：夏季暑湿导致的痱子、中暑等。

解析：本法不仅可以洗除污垢，保持排汗通畅，同时金银花还具有清热解暑等功效。

鲜马齿苋外洗法

组方：鲜马齿苋 500g。

用法：大火烧开后换用小火煎煮 15 分钟。将马齿苋水倒入盆中，加适量冷水，直到水温合适，擦洗患处。

功效：清热利湿、凉血止痒。

主治：夏季暑湿导致的痱子。

功效：本法不仅可以洗除污垢，保持排汗通畅，同时马齿苋还具有清热解毒、凉血等功效。

食疗方

组方：金银花 6g、淡竹叶 6g、荷叶 6g、生苡仁 15g、葛根 12g、生甘草 3g、生姜 2 片。

用法：上述药材加水大约 600ml，提前泡 30 分钟，大火烧开后换用小火煎煮 15 ~ 20 分钟，即可出锅，煎煮出来 300ml 药液，每次服用 100 ~ 200ml，每日 2 ~ 3 次。

功效：清热化湿、祛痱止痒。

主治：痱子。

案例：曾治疗一位痱子非常严重的小朋友。予上方以清热利湿、凉血法治疗，数日后基本恢复正常。

日常注意

1. 室内多通风，保持环境凉爽。

2. 多运动，出汗畅快。夏天出汗实为将暑湿之气用出汗的方式向外排出。因为夏季代谢比较快，产生的分泌物多，若是污垢堵塞毛孔，暑湿之气不能正常向外透发，郁积于皮肤，就容易产生痱子，故要出汗就要出透。

3. 多吃清热祛湿的食物，如绿豆、苦瓜、薏米、赤小豆、马齿苋、西瓜翠衣、冬瓜等。少吃辛辣、油腻、肉食等。

4. 避免忽冷忽热。

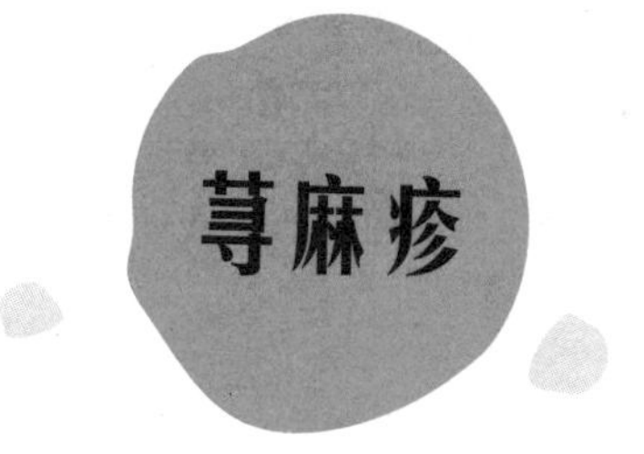

荨麻疹

荨麻疹是临床上常见的儿童皮肤病症，也称为风疹块，是由于皮肤、黏膜小血管扩张及渗透性增加而出现的局限性水肿反应，通常在 24 小时内消退。若反复发作达 6 周以上，称为慢性荨麻疹。本病是春季多发病，其发病率非常高，尤其是儿童，往往是没有什么原因，突然就出现荨麻疹，瘙痒难受。

儿童得了荨麻疹，往往是情不自禁地用手挠抓，结果是越挠越痒。我曾治疗过一位慢性荨麻疹患者，患病多年，皮肤都已经被挠得干裂出血，尤其是夜间，瘙痒剧烈，严重影响休息和睡眠。

食疗方

组方： 苏叶、薄荷、金银花、生甘草、乌梅各6g，绿豆30g，生姜3片。

用法： 水煎15～20分钟后，内服。

功效： 疏风散寒、清热止痒。

主治： 急性风寒型荨麻疹。临床表现多为突然遇到冷风以后，出现大片风团，色红，奇痒无比。

案例： 曾治疗过一位6岁女孩，急性风寒型荨麻疹3日。她是在夜间如厕后，即现大片风团，色红，奇痒。诊为风寒束于外，阳热郁结于表，当疏散风寒，清除阳热。用了这个食疗方，3天后就痊愈。

银花牛蒡茶

组方： 金银花6g、牛蒡子6g。

用法： 将金银花和牛蒡子放在水杯中，开水泡服，小口频频服用，代茶饮。

功效： 疏风清热、透疹止痒。

主治： 风热型荨麻疹。症见天气一热就出现皮肤瘙痒严重、红斑及风团，往往伴有疲乏、眩晕、头痛、面部潮红、恶心等症状。

艾灸疗法

器具： 艾条。

方法： 将艾条点燃，医者一手食中二指放在荨麻疹瘙痒处两边，目的是感受皮肤温度，防止烫伤。另一手持艾条，距离患处5～10cm，艾灸5～10分钟。艾灸程度：①患处由痒变成不痒；②患处皮肤微微发红。

功效： 温散风寒、解毒止痒。

主治： 急、慢性荨麻疹（风寒或风热类型均可使用）。

花椒巧治荨麻疹

组方： 花椒30～50g。

用法： 可用花椒，加水1000ml，开锅后用小火煎煮15～20分钟。用时取花椒水，趁热擦洗患处15分钟，每日3～5次，连续3～5日。

功效： 温散风寒、止痒。

主治： 风寒型荨麻疹，多因感受风寒所致，症见患者忽然全身多处起风团疙瘩，高出皮肤、颜色粉红、瘙痒成片。

外洗疗法

组方： 苦参、枯矾、野菊花、苍耳子、白鲜皮、川椒各

15g。

用法： 水煎外洗患处，每日洗 2～3 次，每次洗 10～15 分钟，连续 3～5 日。

功效： 温散风寒、清热止痒。

主治： 本法适用于各种类型的荨麻疹。

醋姜片擦洗法

组方： 米醋适量，生姜数块。

用法： 先将米醋小火烧热，生姜切成片，用生姜片蘸醋，擦洗患处。每日擦洗 3 次，每次洗 10～15 分钟，连续 3～5 日。

功效： 疏风止痒。

主治： 荨麻疹（风寒、风热型均可应用）。

肚脐贴敷法

组方： 红花、桃仁、杏仁、生栀子各 10g，冰片 3g。

用法： 将上 4 味药研成细末，加入冰片，用温醋调成糊状，贴敷在肚脐上，再用纱布固定，每日 1 次。

功效： 疏风止痒。

主治： 本方适用于各种类型荨麻疹导致的皮肤瘙痒。

出处：《敷脐妙法治百病》。

刮痧疗法

方法： 在大椎穴重点刮痧，并沿着后背督脉和膀胱经两条经脉，从上而下刮痧或拔罐。

功效：解肌退热、止痒。

主治：各种类型的急性荨麻疹。

案例：曾治疗一位急性荨麻疹患者，突然发病，在耳后、腿等部位，颜色嫩红，高出皮肤，奇痒无比，融合成片。我就在其大椎穴和后背督脉、膀胱经连续刮痧十多分钟，直至刮痧部位都起了红色的痧点。患者当晚腹泻两次，次日清晨起来，荨麻疹全部消退。

神阙穴闪罐法

选穴：神阙（肚脐正中）。

方法：患儿仰卧，用止血钳或镊子等夹住酒精棉球，将酒精棉球点燃后，迅速投入罐内壁中段绕1～2圈，或稍作短暂停留，随即取出，乘势将罐扣在脐部（神阙穴），待肚脐周围皮肤吸起后，稍作停留2～3秒钟将罐取下。如此反复闪罐，操作10～15分钟，或直到肚脐周围皮肤轻度充血或颜色发红为止。每日1次，连续3～5日。

功效：扶正祛邪、疏风止痒。

主治：用于急慢性荨麻疹，无论寒证、虚证，还是热证，均可以使用。

注意：①若反复闪罐，火罐出现温度较高，须换新罐，以免烫伤皮肤。②棉球要拧干，避免酒精太多而滴下，灼伤皮肤。③慎防出现火灾或事故。

日常注意

1. 风寒型荨麻疹尤其注意要防寒保暖。
2. 慢性顽固性荨麻疹，仍需及时就医。
3. 平时建议饮食清淡，少吃辛辣、油腻、肉食、鱼虾。
4. 注意早睡早起，作息规律。

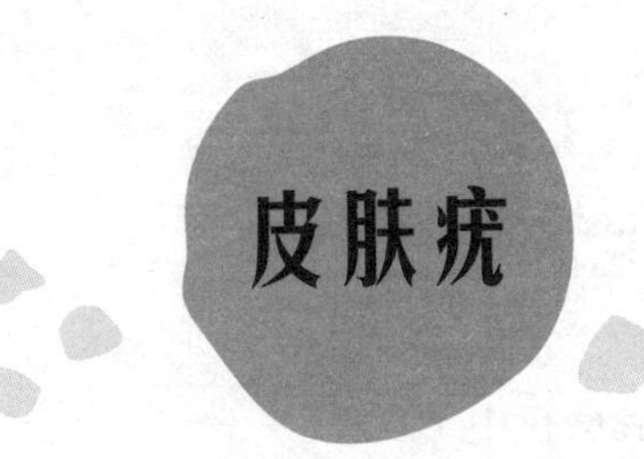

皮肤疣

疣常常分为寻常疣、扁平疣、传染性软疣等。其中寻常疣和扁平疣是由人类乳头瘤病毒引起的一种皮肤表面赘生物。寻常疣又称“千日疮”，俗称“刺瘊”“瘊子”。发于手指、手背、足缘等称之为掌、跖疣。传染性软疣是感染传染性软疣病毒形成的皮肤病，可通过直接或间接接触传染，若不及时治疗，则病程持续时间长至数月乃至数年。

三子薏米粥

组方：薏米 60g、苏子 6g、白芥子 6g、炒莱菔子 6g。

用法：将苏子、白芥子、炒莱菔子用纱布包住，与薏米一同放在锅中煮粥。熬成粥以后，将苏子、白芥子、莱菔子去掉，吃粥。也可以加适量红糖或白糖。

功效：健脾化痰，消痞散结。

主治：扁平疣、传染性软疣等。

按语：皮肤疣的出现，一般也是身体气血亏虚后引起的病毒感染，多属于痰湿郁滞。所以本方用薏米健脾化湿，增强脾胃功能，提高免疫力和抵抗力，以治疗疾病的根本。同时用苏子、白芥子、莱菔子化痰湿，消痞散结以治其标。

薏苡仁紫草汤

组方：薏苡仁 60g、紫草 6g。

用法：加水，煎汤。分 2 次服，连服 2 ~ 4 周。

功效：健脾化湿、凉血活血。

主治：对青年性扁平疣、寻常疣等，有一定疗效。

败酱草外涂法

组方：鲜败酱草 60g。

用法：将鲜败酱草榨汁，用棉球蘸汁液外涂患处。每次 10 ~ 15 分钟，然后洗净，每日 2 ~ 3 次，连续涂抹半个月。若无鲜败酱草，也可以用干败酱草 60g，水煎外洗。

功效：消痞散结。

主治：寻常疣、扁平疣、传染性软疣等。

外洗法

组方：木贼、香附各 30g。

用法：水煎 30 分钟，然后用药液外洗患处。每次 10 ~ 15 分钟，然后洗净，每日 2 ~ 3 次，连续擦洗半个月。

功效：化痰散结、活血理气。

主治：皮肤软疣、扁平疣等。

艾灸法

工具：艾条。

用法：艾条距离疣体 5 ~ 10cm 左右悬起灸，每次 15 ~ 20 分钟，灸至疣体、基底部和周围皮肤潮红，疣顶部发黑发红。每日一次，连续艾灸半个月以上。一般在艾灸 1 ~ 2 周时，疣体即可脱落。

功效：活血化瘀、散结消肿。

主治：皮肤软疣、扁平疣等。

日常注意

1. 注意休息，早睡早起，提高抵抗力。
2. 平时忌用激素类药物。
3. 平时应心情舒畅，忌抑郁不欢。
4. 饮食宜清淡规律，忌食辛辣等刺激性食物。

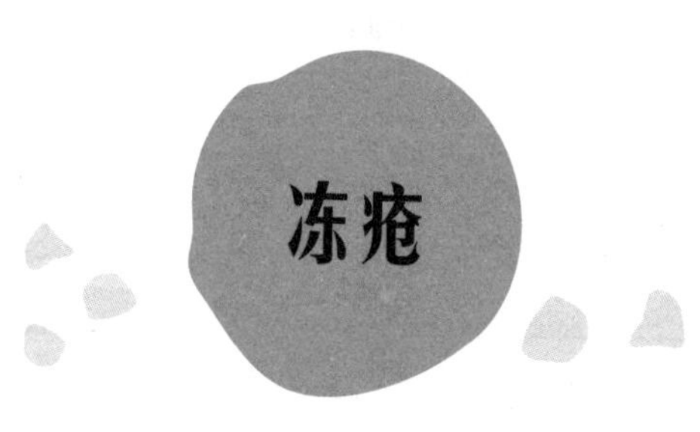

冻疮

冻疮是机体局部遭受低温侵袭，而出现反复红斑、肿胀性损害的一种病症。本病在冬季、早春季节多见，是儿童常见病，好发于手部、足部、面部、耳郭等处。临床可见皮肤局部瘙痒，遇热后加剧，呈暗紫红色隆起的水肿性红斑，边缘呈鲜红色，按压局部可褪色，解除按压后红色逐渐恢复，表面紧张有光泽，质柔软。严重者可发生水疱，破裂，形成糜烂或溃疡，愈后常有色素沉着或萎缩性瘢痕。本病病程缓慢，气候转暖后自愈，易复发。中医认为，冻疮的发生主要是寒湿之邪外侵，因寒主收引，寒性凝滞而主痛，故导致机体经络不通，气血凝滞，而出现冻疮。治疗的关键在于温阳散寒、温通血脉、活血止痛。对于冻疮严重，皮肤溃烂者，还需收敛固涩、收敛生肌。

艾灸防治冻疮

用具：艾条。

用法：艾条点燃后，艾灸患处，每次 20 ~ 30 分钟，每日 2 ~ 3 次。或者艾灸到局部微微发红，由疼痛变成不疼痛，由局部瘙痒变成不痒。每日 2 ~ 3 次。连续数日即可。

功效：温阳散寒、温通血脉。

主治：冻疮。

辣椒冬瓜皮水

组方：红辣椒 100g、冬瓜皮 100g。

用法：将红的干辣椒和冬瓜皮放在一起，放入锅内加水，煮沸腾，晾一会，觉得水温能承受，就把手放进去泡 20 分钟左右。

功效：温通血脉、活血止痛。

主治：冻疮。

注意：水温越热越好，当然要在不伤害自己的情况下，避免烫伤。

冻疮疮口不收

组方：石榴皮 10g、冬瓜皮 10g、甘蔗皮 10g。

用法：上三味，烧灰存性，研末外敷。

功效：收敛固涩、敛疮生肌。

主治：冻疮疮口时日较久，久烂不愈。

日常注意

1. 做好治疗后，注意防寒保暖，避免再次受寒。
2. 平时宜多穿衣服，多晒太阳。
3. 多吃温热散寒的食物，如生姜、大枣、苏叶、大蒜、大葱、韭菜等。

4. 倘若手足在室外受冻感到麻木，切忌立即烤火或用热水洗手，否则容易引起疼痛。正确的做法是回到室内，将手足搓热，以使手足温度逐渐恢复正常。

第 6 章

五官科病证

五官科疾病包括眼、耳、鼻、口腔、咽喉等部位的病变，给患者的生活带来极大不便。如口腔溃疡会出现口腔疼痛，食饮难下，甚为痛苦。鼻窦炎者鼻窦疼痛，鼻腔流出浓浊鼻涕，鼻塞不通，严重影响工作、学习。长期的腺样体肥大除了导致呼吸不畅，影响睡眠，还会影响面部骨骼、牙齿等的发育。

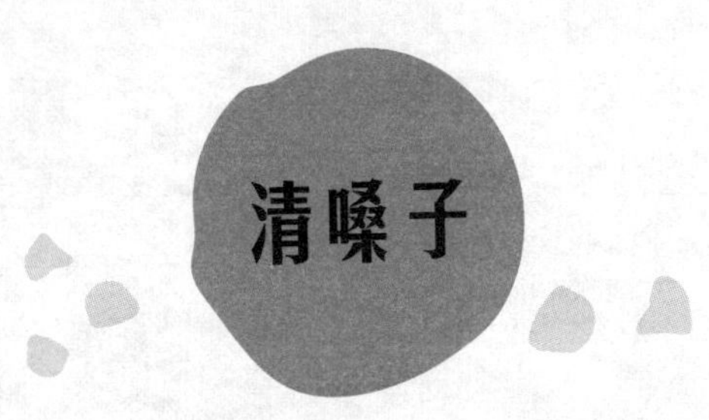

清嗓子

清嗓子是指儿童自觉咽喉不适，时不时发出“嗯嗯”声音的病症表现，病位主要在咽喉部，常见原因为：①咽喉炎；②鼻炎、鼻窦炎或腺样体肥大等病症有鼻涕倒流时，刺激咽喉所致；③急、慢性扁桃体发炎也会造成咽喉不适，经常清嗓子；④其他疾病在咽喉部的表现。

清嗓子有急性的，也有慢性的。急性的清嗓子多是因为咽喉炎，须以治疗咽喉炎为主。慢性的清嗓子要多以治疗原发性疾病为主，治疗清嗓子为辅。在实际临床上，清嗓子常见的证型有4种：体虚有寒、脾胃痰湿、湿热蕴结、风热伤阴。它们之间或是单独出现，有时也结合在一起，现在给大家分别介绍。

体虚有寒

清嗓子常见两个因素：体虚、受寒。①体虚是指平素身体素质较弱，免疫力或抵抗力偏低，容易感冒发热等。中医的角度上讲属于气血亏虚，或者阳气不足。②受寒是指身体虚、抵抗力弱，容易感受寒气。或问：穿衣保暖等都很注意了，为什么还是生病？答案就是：身体气血亏，抵御外邪的能力降低了，本气自病，所以就很容易生病。我自己的体会就是当体虚受寒时，很容易表现在咽喉上，出现咽痒，有痰，不舒服的感觉。所以就出现清嗓子。

粳米山药红枣粥

组方：粳米50g、山药15g、大枣（剥开）5个、生姜1片。

用法：熬粥。食用。

方解：粳米是大米的一个品种，具有温中和胃，益气止泄的功效。《本草经疏》："粳米即人所常食米，为五谷之长，人相赖以为命者也。其味甘而淡，其性平而无毒，虽专主脾胃，而五脏生气，血脉精髓，因之以充溢，周身筋骨肌肉皮肤，因之而强健。《本经》益气止烦止泄，特其余事耳。"山药：①健脾益胃助消化：山药平补脾胃，药食两用，不论脾阳虚或脾阴虚皆可食用，常治脾胃虚弱、食少体倦、泄泻等病症；②滋肾益精：大凡肾亏遗精、发育迟缓等症皆可服之；③益肺止咳：山药润可益肺气，养肺阴，治肺虚久咳之症。大枣甘，温。入脾、胃经，补中益气，养血安神。治脾胃虚弱，食少便溏，倦怠乏力，气血不足，心悸怔忡，过敏性紫癜，妇人脏躁，并能缓和峻烈药物的毒性，减少副作用。生姜可以温胃散寒。

功效：温胃散寒、益气补血。

主治：适用于体虚所致清嗓子。

艾灸法

取穴： 肺俞、风门、大椎、涌泉穴。

用具： 艾条。

方法： 艾条悬起灸大椎、肺俞、风门穴 15 ~ 20 分钟。艾灸涌泉穴 2 ~ 3 分钟。

功效： 温散风寒、化湿祛痰。

主治： 适用于虚寒所致清嗓子。

注意： 防止艾灸过程中烫伤。艾灸后背容易口渴，注意喝适量热水，不喝冷水。

中成药

平时可以用玉屏风颗粒健脾补肺、益卫固表。

脾胃痰湿

脾胃痰湿多见于疾病后期，脾胃受损、生痰生湿所致。症见清嗓子，咽喉无红肿疼痛，有黏痰，量多，像是糊在咽喉上面一样，想用力清出来，但是总是清不掉，咽后壁有滤泡增生，体质略胖，平素喜吃肉食，或是生冷食物等，舌苔白厚腻。

三子薏米粥

组方： 薏米 60g、苏子 6g、白芥子 6g、炒莱菔子 6g。

用法： 将苏子、白芥子、炒莱菔子用纱布包住，然后和薏米放在锅中煮粥。熬成粥以后，将苏子、白芥子、莱菔子去掉，吃粥。也可以加适量红糖或白糖。

功效： 健脾化痰、除湿利咽。

主治： 清嗓子，证属痰湿蕴结者。

代茶饮方

组方： 陈皮 3g、桔梗 3g、甘草 3g、乌梅 1 个、生姜 1 片。

用法： 泡水喝。

功效： 行气化湿、祛痰利咽。

主治： 脾胃痰湿，蕴结咽喉所致清嗓子。

中成药

二陈丸或越鞠保和丸：二者是比较常用的化痰湿中成药。

湿热蕴结

多因平素胆气不足，或者情志不遂、肝失疏泄、气郁生痰、痰浊内扰、胆胃不和所致。常见清嗓子，平时容易胆小易惊、多梦，或心烦、睡眠不安、大便或干或稀、舌质偏红、舌苔黄腻或白腻。此证型也较多见。

金麦扁豆汤

组方： 金银花 6g、炒白扁豆 6g、麦冬 6g。

用法： 一起熬水喝。

功效： 化湿清热、祛痰利咽。

主治： 适用于湿热蕴结所致清嗓子，声音略有嘶哑或沙哑。尤其是夏天潮湿湿热时出现的清嗓子。

荷叶薏米粥

组方： 新鲜荷叶 1 ~ 2 张（或干荷叶 10 ~ 20g）、生苡仁（薏米）60g、冰糖适量。

用法： 将荷叶洗净，放入锅内，加水 2000 ~ 3000ml，先用大火烧开锅后再换用小火煎煮 30 分钟，然后将荷叶渣去掉，滤液，再将薏米（生苡仁）放入锅中煎煮，直至熬煮成粥。然后加适量白糖或冰糖，食用。

功效： 健脾化湿、清热。

主治： 适用于湿热蕴结咽喉所致的清嗓子。

按语： 这里的荷叶升脾胃清气，化湿气。薏苡仁味甘、淡，性凉，归脾、胃、肺经，有利水渗湿、健脾利湿、除痹、排脓、解毒散结的功效。

橘皮竹茹汤

组方： 橘皮 6g、竹茹 6g、甘草 3g、太子参 3g、生姜 1 片、大枣（剥开）1个。

用法：水煎30分钟，内服。

功效：行气化湿、清热利咽。

主治：湿热蕴结所致咽喉不适、咽有黏痰、清嗓子等。

来源：《金匮要略》。

风热伤阴

风热感冒、急性扁桃体炎或咽喉炎之后，往往会热郁咽喉，形成风热伤阴清嗓子的病症。或是在秋季，燥热伤津，也会出现这样的清嗓子。常见症状表现为咽干、咽痒、咽热、咽喉有黏痰，有时还会见到咽喉红肿，甚至疼痛。此为风热伤阴。

玄麦甘桔汤

组方：玄参6g、麦冬6g、甘草3g、桔梗3g。

用法：放入茶杯中，加入开水，泡服，代茶饮，频频服用。

功效：清热利咽、养阴化痰。

主治：适合各种急性的扁桃体炎，咽喉红肿疼痛所致的清嗓子。

川贝菊花炖梨

组方：川贝3g、菊花6g、梨1个、冰糖适量。

用法： 水煎30分钟，内服。

功效： 养阴清热、化痰利咽。

主治： 尤其是适合秋季，燥热之邪伤及肺阴，肺阴亏虚，虚热内生所致的燥热伤阴清嗓子。

中成药

用玄麦甘桔颗粒、川贝枇杷膏。

日常注意

1. 平时亦需注意防寒保暖。
2. 清嗓子的治疗，方法正确，一般都可以获得较好的疗效。
3. 应避免食用辛辣（辣椒、生葱姜蒜、胡椒等）、生冷、油腻、肉食以及鱼、虾、海鲜等发物。

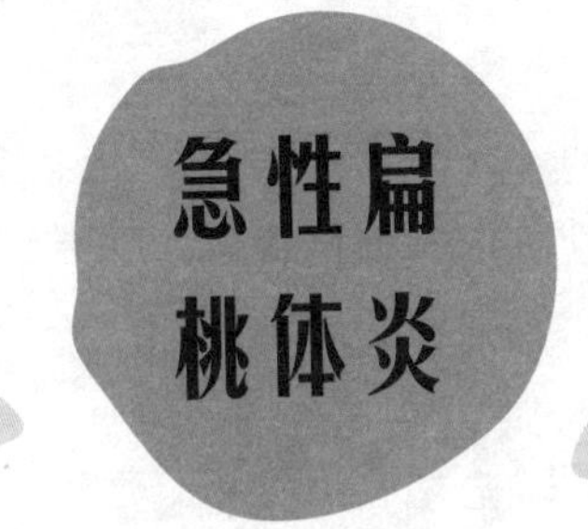

急性扁桃体炎

扁桃体炎可分为急性扁桃体炎和慢性扁桃体炎。扁桃体炎急性期常全身症状明显，如起病急、畏寒、高热可达39～40℃，尤其是幼儿可因高热而抽搐、呕吐或昏睡、食欲不振、便秘，以及全身酸懒等。局部症状主要是两侧扁桃体红肿疼痛，吞咽时尤甚，甚至化脓，剧烈疼痛者可放射至耳部，幼儿常因不能吞咽而哭闹不安，若影响呼吸时可妨碍其睡眠，夜间常惊醒。慢性期临床表现为经常咽部不适、异物感、发干、痒，刺激性咳嗽、口臭等症状。

急性扁桃体炎，中医称之为乳蛾。多是由于风热病邪侵犯扁桃体导致的。有许多中医方法可以迅速缓解疼痛。

蒲公英煮水

组方：蒲公英60g（鲜品用量加倍）。

用法：将蒲公英水煎20～30分钟，内服。

功效：清热解毒、消肿散结。

主治：热毒壅盛之证，如咽喉红肿疼痛、结膜炎、痄腮、蚊虫叮咬等。

按语：《本草正义》曰："蒲公英，其性清凉，治一切疔疮、痈疡、红肿热毒诸证，可服可敷，颇有应验，而治乳痈乳疔，红肿坚块，尤为捷效。鲜者捣汁温服，干者煎服，一味亦可治之，而煎药方中必不可缺此。"

胖大海泡茶

组方：胖大海6g。

用法：泡水喝，频频服用。

功效：胖大海味甘、性凉。具有清肺化痰、利咽开音、润肠通便的功效。

主治：用于治疗咽喉肿痛、口干咽燥、牙龈肿痛等病症。

注意：胖大海可以通便，大便偏稀者不宜使用。

玄麦甘桔汤

日常生活中，有时候煎煮中药不方便，也可以用一个代茶饮的小方——玄麦甘桔汤，具体如下：

组方：玄参 6g、麦冬 6g、甘草 3g、桔梗 3g。

用法：代茶饮。频频服用。

功效：滋阴清热、利咽消肿。

主治：用于急性扁桃体炎，症见咽喉红肿疼痛、咽部干燥充血、灼热、肿痛、吞咽疼痛、有黏痰，有时候还会引起刺激性干咳。

治疗扁桃体炎小方

组方：玄参、麦冬各 9g，桔梗、甘草、蝉蜕、木蝴蝶各 6g。

加减法：若是咽部红肿、灼热疼痛，加金银花、连翘、黄芩、赤芍各 9g；若是有黏痰不爽，加生苡仁 15g、法半夏 9g、厚朴 9g、苏梗 9g；若是鼻塞、流清涕，可以加苏叶 6g、荆芥穗 6g、生姜 3 片。

用法：水煎服，日一服。

功效：疏风清热、凉血利咽、养阴化痰。

主治：用于急性扁桃体炎，咽喉红肿疼痛、吞咽困难者。

小儿推拿法

1. 清热退烧——清天河水 500 次。
2. 清肺热——清肺经、清肝经各 500 次。
3. 养阴生津——揉涌泉和太溪穴各 1 分钟。
4. 掐揉少商、商阳穴。用拇指指甲掐揉少商、商阳穴各 3～5 次。

点刺放血法

放血法也称为泻血法，是泻除邪热较为快速的一种方法。对于急性扁桃体肿大疼痛者，可以用放血法治疗，能够使疼痛迅速得以缓解。

方法：先在少商、商阳穴消毒，然后用三棱针或采血针等点刺少商、商阳穴 0.1 寸左右，挤出鲜血数滴。若是热邪较重者，往往可以看到刚出来的血颜色呈深红色，甚至黑红色，等到挤出献血数滴，热邪泄出来以后，血的颜色恢复成正常的鲜红色。即血“色变而止”。

功效：泄热止痛。

主治：风热郁结、血热所致咽喉疼痛。

刮痧法

器具：刮痧板。

方法：①颈部揪痧。用拇、食指相对用力，捏住颈部皮肤，用力揪痧。直到出痧为止。②后背部刮痧。先用手掌在后背部大面积依次轻拍，这个时候会看到在肩胛骨内侧及其附近的区域皮肤发红，甚至有许多小红点，可以单独出现，也可以连成一片。然后用刮痧板在整个后背膀胱经和督脉用力刮痧，直到出痧为止。

功效：清热散火、消肿散结。

主治：热邪壅盛所致咽喉疼痛、牙龈肿痛、头痛等。

涌泉贴敷法

组方：吴茱萸 10g。

用法：将吴茱萸研成极细粉末，贮瓶备用。每次取 3g，用醋调成糊状，贴敷双侧涌泉穴，外面用纱布包住固定。每次贴敷 2 小时左右，连续 1 ~ 2 日。

功效：引火归原。

主治：咽喉肿痛。

外涂法

冰硼散粉末外涂在肿大的扁桃体上。

中成药

高热可以用羚羊角粉；内服可以用玄麦甘结颗粒、小儿咽扁颗粒或连花清瘟胶囊等。

日常注意

❶. 急性扁桃体炎应及时治疗，预后效果多良好。否则容易转成慢性扁桃体炎。

❷. 应养成良好的生活习惯，保证充足的睡眠时间，随天气变化及时增减衣服。坚持锻炼身体，提高机体抵抗疾病的能力。

❸. 平时应注意防寒保暖，预防和治疗各类传染病。

❹. 饮食清淡。不要吃辛辣、肉食、油腻、鱼、虾、海鲜等发物。

❺. 治疗期间多吃能够清热去火的食物，如橄榄、罗汉果、荸荠、鸡蛋白、马齿苋、芹菜、白萝卜、苦瓜、菊花、百合、鱼腥草、蒲公英、薏米、西瓜等。

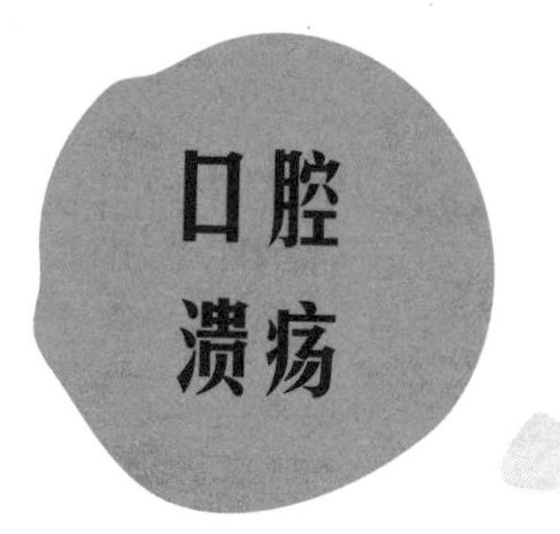

口腔溃疡

口腔溃疡是指发生于口腔内黏膜的溃疡性损伤病症，多见于口唇、颊、舌、上腭等部位黏膜，相当于中医的口疮。舌头溃疡指发生于舌尖、舌腹部位的口腔溃疡。本病发作时疼痛剧烈，灼热，严重者还会影响饮食、说话，对日常生活造成极大不便；可并发头痛、头晕、口臭、慢性咽炎、恶心、便秘、乏力、烦躁、发热、淋巴结肿大等全身症状。

中医认为口腔溃疡多是由于热毒、火毒、风热等外邪侵犯人体，或是因嗜食辛辣，煎炸炙烤，脾胃有热，或急躁易怒，肝气不舒，内热蕴于心脾二经，或中焦土虚，下焦虚冷而致虚火上炎，循经发于口舌所致。故口腔溃疡大体分实火和虚火，实火多清热散火，虚火多补益元气、引火下行。

绿豆汤

组方：绿豆 30g。

用法：水煎 10 分钟。内服。

功效：清解脾胃热邪。

主治：口腔溃疡。脾开窍于口，脾经和胃经均环绕口唇。故口唇溃疡多与脾胃有关。绿豆具有良好的清脾胃热的功效，对于脾胃伏火、脾胃湿热等引起的口唇溃疡具有较好效果。

按语：中医治病，常用药食两用的食物，同时它们也属于中药，有良好的治病效果。若是能够用得好，那么将成为我们治病防病的一把利器。本法也是如此。熬绿豆时，注意煎煮 10 分钟，呈现碧绿的汤色时效果最佳。若熬成红汤，绿豆全开花了，反而效差。为什么呢？因为“生者气锐而先行，熟者气钝而和缓”，清·柯琴在《伤寒来苏集·伤寒附翼》如是说。故煎煮时间短，绿汤清热力度较强，且其气走上焦，偏于清上焦热，擅长治疗热邪的溃疡类疾病。反之煎煮时间久，红汤“气钝而和缓”，则偏于入中焦，祛湿力度较强。

淡竹叶粳米粥

组方： 淡竹叶 30g、粳米 50g。

用法： 先将淡竹叶洗净，放在锅里，加水煎煮 30 分钟。然后去渣，再将粳米放进锅里，熬成粥，食用。食用时也可以加适量白糖或冰糖。

方解： 淡竹叶性味甘淡，能清心、利尿、祛烦躁，对于牙龈肿痛、口腔炎等有良好的疗效，民间多用其茎叶制作夏日消暑的凉茶饮用。《现代实用中药》中说竹叶可以“清凉解热，利尿。治热病口渴、小便涩痛、烦热不寐、牙龈肿痛、口腔炎”。粳米是大米的一个品种，甘平无毒，入脾胃经，具有补中益气、健脾和胃、除烦渴、止泻痢的功效。《本草纲目》说：“粳米粥：利小便、止烦渴、养肠胃。”

功效： 清心养阴，利水通淋。

主治： 主要用于火热上炎所致口腔溃疡。

莲子心甘草茶

组方： 莲子心 2g、甘草 2g、绿茶 5g。

用法： 将莲子心、甘草、绿茶一起放入茶壶中，泡水喝。如喝茶，频频服用。

方解： 莲子心具有良好的清心热、去心火的功效。甘草可以清热解毒，绿茶本身可以升清、降浊。三者配合，对于口疮的治疗，具有良好的效果。

功效： 清心泄热、清热解毒、升清降浊。

主治：口疮，证属心脾有热者。

栀子豉汤

组方：炒栀子 6g、淡豆豉 6g。

用法：将炒栀子和淡豆豉一起放入茶壶或茶杯中，泡水喝。如喝茶，频频服用。

方解：口疮多是火热郁结。炒栀子味苦，性微寒，可以泄热除烦，降中有宣；香豆豉体轻气寒，升散调中，宣中有降。二者配合，一升一降，可清火热、散郁结。

功效：清火热、散郁结。

主治：常用于治疗三焦火热结聚所致病症，如口疮、咳嗽等。

按语：栀子豉汤是来自《伤寒论》的药方。主治发汗吐下后，余热郁于胸膈、身热懊侬、虚烦不得眠、胸脘痞闷、按之软而不痛、嘈杂似饥、但不欲食、舌质红、苔微黄、脉数。

灯心草麦冬饮

组方：灯心草 3g，麦门冬 6g，冰糖适量。

用法：将灯心草和麦冬一同放入锅里，加水 500ml，水煎 30 分钟后，倒出药液大约 300ml，然后加适量冰糖，服用。

功效：清心养阴。

主治：心火上炎的口疮、口腔溃疡，多伴有失眠、烦躁、睡眠不安、夜啼等。

连梅汤

组方：黄连3g、乌梅10g、甘草6g、麦冬6g。

用法：将以上药物放入锅内，煎煮30分钟即可。每日服用2～3次。每日一服。

功效：生津解暑、清心泻火、滋肾养液。

主治：口腔溃疡或舌部溃疡。

出处：《温病条辨》。

导赤散治舌尖溃疡

舌尖位置属于心，若舌尖部发红或有小红点，出现疼痛、溃疡或破碎，多为心火上炎，可予儿科名医钱乙的导赤散。

组方：川木通、生地、生甘草、竹叶各6g。

用法：水煎30分钟。内服。

功效：清心养阴、利水通淋。

主治：心经火热证所致口舌生疮、溃疡、夜啼等。

封髓丹治舌根溃疡

组方：黄柏6g、砂仁（后下）3g、生甘草6g。

用法：大火烧开锅后换用小火煎煮25分钟后放砂仁，再煎煮5分钟即可。内服。

功效：滋阴清火、补肾填髓。

主治：舌根部溃疡、疼痛，以及赘生物。

按语：已故名老中医蒲辅周，喜用此法治疗舌根部溃疡，每每获得良好效果。

肉桂黄连粉

组方：肉桂 10g、黄连 3g。

用法：将上述药物研成极细粉末。每次服用 1～2g，每日 2 次，连续数日。

功效：温中健脾、化湿敛疮。

主治：口疮久病，多属于脾胃寒湿所致者。

按语：口疮一般实热证居多，但也有属于虚寒者，此时须用温补法。如《寿世保元》也讲："口疮白，脾脏冷。"此证类型的口疮多见于平素体质阳虚怕冷，或久服一些寒凉的药物，导致中焦脾胃寒冷，火气不降所致口疮。症状表现往往是口疮颜色黯淡、不红肿、疼痛不严重、平时容易怕冷、怕吃凉的食物、面色白、舌苔白、水滑、脉沉迟。

吴茱萸贴敷涌泉法

组方：吴茱萸 15g。

用法：将吴茱萸研成极细粉末，贮瓶备用。每次取 3g，用醋调成糊状，贴敷双侧涌泉穴，外面用纱布包住固定。贴敷 2 小时左右，连续应用 1～2 日。

功效：引火归原。

主治：可以治疗虚火上炎所致的口疮。

热姜丝贴脚心涌泉穴

组方： 生姜1块。

方法： 将生姜切丝，用锅炒干，炒出香味后，将炒好的姜丝放到一个小纱布袋里，再将微热的姜丝纱布袋固定在宝宝脚心，然后穿上袜子即可。

功效： 引火归原。

主治： 口疮。

注意： 姜丝要稍微放凉后，再给宝宝用，以免烫伤宝宝。

石榴皮外涂法

组方： 石榴皮50g。

用法： 将石榴皮烧成灰，存性，然后研为细末，搽口疮表面，每日2次。

方解： 石榴皮为石榴的干皮，味酸、涩，性温。烧灰存性可增强收敛生肌的作用。

功效： 收敛固涩、敛疮生肌。

主治： 口疮日久，疮口不愈者。

小儿推拿法

1. 清心经、清天河水、清肝经各300次。
2. 掐小横纹5次，揉掌小横纹300次。

掌面食、中、无名、小指四指的掌指关节横纹处为小横纹。用拇指指甲，从患儿食指掌指关节横纹，依次掐到小指，称为掐小横纹。用拇指螺纹面推，称为推小横纹。掐、推小横纹具有退热消胀、散结的作用。掐小横纹常用于治疗脾胃热结、口唇破烂、腹胀等病症。推小横纹常用于治疗肺部干性啰音的咳嗽。

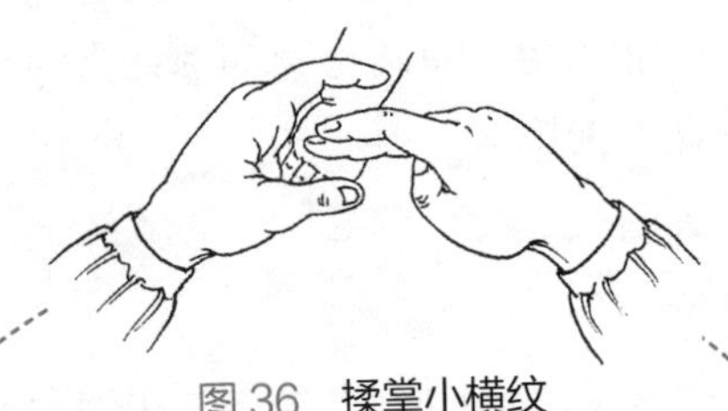

图 36 揉掌小横纹

掌小横纹在掌面，小指指根下面的尺侧掌横纹头。用拇指或中指端按揉称为揉掌小横纹（图 36）。揉掌小横纹具有清热散结、宽胸理肺、化痰止咳的作用。常用于治疗百日咳、肺炎、肺部湿性啰音咳嗽、口舌生疮等病症。

3. 清大肠、清小肠各 100 次。

4. 揉涌泉 1 分钟。

5. 发烧加退六腑 300 次；烦躁惊悸加揉小天心 5 分钟、捣小天心 5 次。

中成药

龙胆泻肝丸：舌两侧为肝胆所主，故可以用龙胆泻肝丸泻肝胆实火，治疗舌两侧溃疡。

保和丸：用于脾胃积热所致的口腔溃疡，积食，便秘等病症。

小儿七星茶颗粒：治疗口腔溃疡，尤其是舌中部、两侧部溃疡。

附子理中丸：用于治疗口腔溃疡属于脾胃虚寒、虚火上炎者。

补中益气丸：用于病症较久，气血亏虚者。

外涂法

冰硼散或珠黄散：具有清热解毒、生肌敛疮的功效。用时可以取药粉少许洒在口腔溃疡处，或者用于口腔内溃疡处。一日 2 ~ 3 次。

日常注意

1. 饮食清淡。多吃蔬菜、水果。少吃或不吃辛辣、肉食、油腻、鱼虾、海鲜等发物，以免加重病情。

2. 多吃清热去火的食物，如番茄汁、乌梅、苦瓜、麦冬、西瓜皮、白萝卜、梨、百合、桑椹、枸杞、菊花、莲子（带心）、马齿苋、芹菜、白菜、卷心菜、鱼腥草、绿豆、赤小豆、薏米等。

3. 早睡早起。夜晚“阳入于阴”，故早睡觉可以使阳气入于人体内。晚睡则阳气不能入于阴，从而造成体内虚火上炎，容易引起口疮。

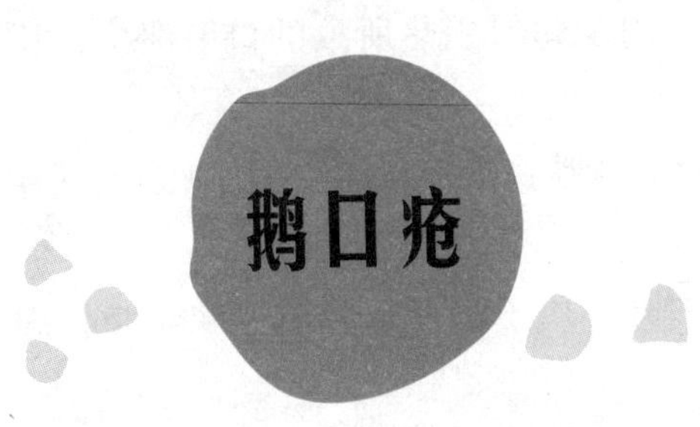

鹅口疮

鹅口疮又名雪口，为婴儿常见口腔疾患之一，尤以出生1个月内更加多发。发病时口舌生白膜，重则可以蔓延至咽喉部。本病一年四季均可发生。鹅口疮常见于禀赋不足、体质虚弱、营养不良、久病、久泻的小儿，尤以早产儿、新生儿多见，或长期使用抗生素及激素患者。

得了鹅口疮，婴幼儿往往会因疼痛而拒绝吃奶，造成食量减少、体重增长缓慢。如鹅口疮扩散到口腔的后部，有可能“殃及”食管，一旦受到牵连，幼儿吞咽东西就会感到不舒服，甚至会因为怕疼，拒绝喝水，有可能出现脱水，故应及时治疗。中医认为鹅口疮多由心脾二经湿热，上蒸于口或虚火上炎所致。故其治疗也多清心火、泻脾热。

金银花乌梅甘草饮

组方：金银花6g、乌梅6g、甘草5g、竹叶5g，冰糖或白糖适量。

用法：水煎15分钟左右，倒出药液，然后加适量冰糖或白糖。每次可用小汤匙或奶瓶将药汁一滴一滴地滴进口中，使药汁经过患儿口舌部，并缓缓咽下，每次服用10～20ml，每日2～3次。连续服用1～3日即可。

功效：清心热、养阴津、利小便。

主治：本法用于心脾积热的鹅口疮，症见口腔满布白屑，周围焮红较甚，面赤、唇红，或伴发热、烦躁、多啼、口干或渴、大便干结、小便黄赤，舌红、苔薄白，脉滑或指纹青紫。

淡竹叶灯心草汤

组方：淡竹叶10g、灯心草3g。

用法：先煎竹叶、灯心草，煎煮30分钟后，煎煮出来大约60ml药液，每次取药液10ml，兑入奶瓶中和匀，缓缓服下。每日数次，不拘多少。

功效：可清心火、利湿热。

主治：适用于幼儿鹅口疮、口舌生疮、小便赤涩、小儿夜啼等症。

清洗口腔法

组方：金银花 10g、甘草 5g。

用法：煮水。用棉签蘸水，轻轻搽洗患儿口腔，每次 3 ~ 5 分钟，每日 3 次。

功效：清解热邪。

主治：鹅口疮。

推拿法

1. 清天河水、退六腑各 500 次。
2. 清心经、清胃经各 300 次。
3. 掐小横纹 5 次、揉掌小横纹 300 次。
4. 揉小天心 3 分钟。

药物外涂法

冰硼散或珠黄散：可以清热解毒、生肌敛疮。用时可以取药粉少许洒在舌面处。一日 2 ~ 3 次。

涌泉贴敷法

组方：附子、吴茱萸各 10g。

用法：共研细末，每次取大约 3g，用醋调成稠糊，贴敷两足心涌泉穴，每日换药 1 次，可连用 3 ~ 5 天。

功效：收敛浮火。

主治：用于虚火上浮证口疮。症见口腔内白屑散在、周围红晕不著、形体瘦弱、颧红、手足心热、口干不渴、舌红、苔少、脉细或指纹紫。

中成药

黄连上清丸：具有清热通便、散风止痛之功效。主治中上焦内热，症见牙龈肿痛、口舌生疮、咽喉红肿、耳痛耳鸣、暴发火眼、大便干燥、小便黄赤。

知柏地黄丸：可以滋阴降火，适于虚火上炎的鹅口疮。

日常注意

1. 饮食清淡。多吃蔬菜、水果。少吃或不吃辛辣、肉食、油腻、鱼、虾、海鲜等发物，以免加重病情。

2. 应多吃清热解毒的食物，如马齿苋、苦瓜、蒲公英、鱼腥草、白萝卜、芹菜、白菜、乌梅、莲子心、竹叶、甘草、百合、麦冬、荷叶、薏苡仁、赤小豆等。

3. 应注意隔离和哺乳的消毒，以预防传播。婴幼儿的被褥和玩具要定期拆洗、晾晒；宝宝的洗漱用具尽量和家长的分开，并定期消毒。婴幼儿进食的餐具清洗干净后再蒸10～15分钟。

4. 应适当带儿童户外活动、多晒太阳，以增强体质、提高免疫力。

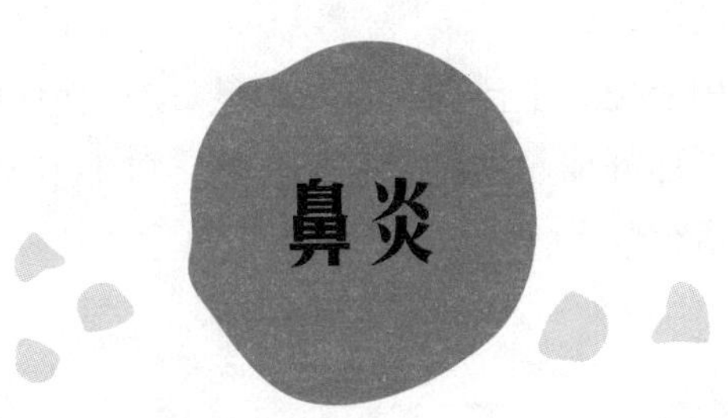

鼻炎

鼻炎是病毒、细菌、变应原、各种理化因子以及某些全身性疾病引起的鼻腔黏膜的炎症。主要表现为阵发性喷嚏、清水样鼻涕、鼻塞和鼻痒等。严重者嗅觉减退。鼻炎也分为多个类型，有过敏性鼻炎、单纯性鼻炎、其他疾病引起的鼻炎等。过敏性鼻炎多与感受各种过敏原如毛发、虫螨、寒冷空气等有关。

临床上，喷嚏、清水样涕、鼻塞、鼻痒等症状出现 2 项以上（含 2 项），每日症状持续或累计在 1 小时以上即可诊断为鼻炎。鼻炎是小儿常见疾病，多发疾病。中医对小儿鼻炎的治疗具有良好的疗效。

辛夷花煮鸡蛋

组方：辛夷花（包煎）10g、鸡蛋 2 个。

用法：将辛夷花用纱布包住，并将鸡蛋洗净，一同放入锅内，然后加清水 2 碗，放在火上煎煮，当煎煮出来 1 碗水时，将辛夷去掉，煮熟的鸡蛋捞出来去壳，并在鸡蛋上刺小孔数个。再次将鸡蛋放入锅内，继续煎煮 5 分钟，饮汤，吃蛋。此为 1 日量，分 2 次服食。

功效：疏风散寒、通窍。

主治：适用于慢性鼻炎、鼻窦炎、过敏性鼻炎、腺样体肥大等鼻塞不通、喷嚏连天，甚至鼻流清涕或浓涕等症。

扁豆党参粳米粥

组方：白扁豆30g、党参10g、粳米50g。

做法：先将扁豆、党参一同煎煮30分钟，然后去渣取汁，加进粳米一起熬煮，煮熟调匀，即可食用。每日2次。空腹服食。

功效：健脾、益气、固表。

主治：气血亏虚型鼻炎，症见平素体质偏弱，遇到吹风等容易出现喷嚏、鼻塞、流涕等。

出处：《食鉴本草》。

食疗方治鼻炎

组方：白芷6g、怀山药30g、菊花3g、生姜1片、大枣（剥开）1个。

用法：水煎煮30分钟，然后去渣取汁，即可服用。每日2次。

功效：健脾益气，散寒通窍。

主治：风寒侵袭，气血亏虚型鼻炎，症见喷嚏、鼻塞、流涕等，多发于平素容易生病、体质偏弱者。

按摩穴位治鼻炎

取穴：上星、印堂、迎香、鱼际擦鼻、头维、大椎、肺俞等。

操作：

按揉上星：用中指端或拇指按压上星穴 3～5 分钟。

揉印堂：用拇指揉印堂穴 3～5 分钟。

揉迎香：用中指端点揉双侧迎香穴 3～5 下，然后再向左、向右各旋转揉动 30～50 次，用力可稍重。

迎香穴在鼻翼外缘、旁开 0.5 寸，鼻唇沟内。用食指、中指按揉，称为揉迎香（图 37）。揉迎香具有宣肺气、通鼻窍的作用。

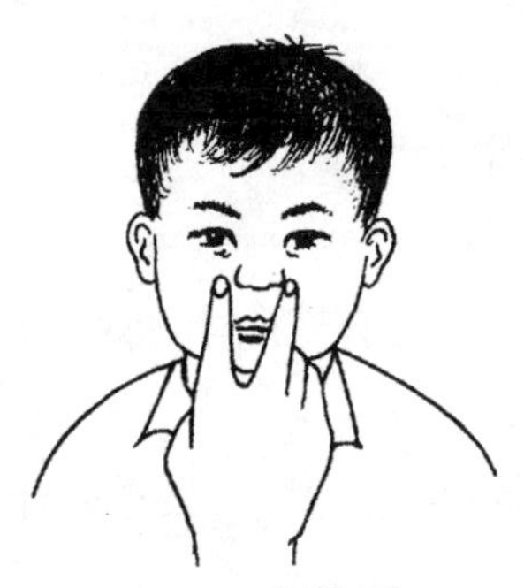

图 37　揉迎香

三指擦鼻法或鱼际擦鼻法：将食、中、无名三指并拢，中指稍隆起，使三指面形成凹状，以中指、食指指面着力，贴于鼻翼两旁，上下搓擦，以鼻子感觉到发热。得气为宜，反复操作 2～3 分钟。

点揉头维：用中指端或拇指点揉头维穴 1 分钟。

摩大椎、肺俞穴：用手掌在大椎穴和两个肺俞穴组成的三角形区域，顺时针方向摩，速度可以稍快一些。连续摩 10 ~ 20 分钟。每日 2 ~ 3 次。摩大椎、肺俞穴不久，就可以感觉到皮肤发热，若是能够让整个身体都感到温热，甚至微微发汗就更好了。本法具有温阳益气、强壮身体等作用。

鼻窍塞药法

组方： 苍耳子、辛夷各 30g，白芷 20g、薄荷 6g、细辛 10g、冰片 2g。

用法： 前 5 味药研成细末，复加冰片拌匀研细，装瓶备用。每用时取药粉约 0.5g，用棉花包好塞入患侧鼻孔中，每日 1 ~ 2 次，10 日为一个疗程，停 3 ~ 5 日后可以再用。

功效： 通窍散寒。

主治： 过敏性鼻炎、单纯性鼻炎等。

外用涂药法

组方： 山柰 30g、白芷 30g、细辛 10g、薄荷冰 2g、鹅不食草 30g。

用法： 上药共研细面，贮瓶密闭备用。每次蘸取少许药粉，涂于鼻黏膜肥厚处，每日用 3 ~ 4 次，一般 1 ~ 2 周即可痊愈。此方加入枯矾 10g，还可以治疗鼻息肉，效果亦佳。

功效： 散寒通窍、消肿散结。

主治： 鼻炎、鼻息肉等。

出处：此为原河南中医学院吕承全教授自拟验方。

耳穴压豆法

耳穴善治各种疼痛性、过敏性疾病，其中就包括鼻炎。

外鼻：耳屏外侧面中部。主治：鼻炎，鼻前庭炎。

肾上腺：耳屏游离缘下部尖端。功效：清热止痛，祛风止痉。主治：各种过敏性病症。

内鼻：耳屏内侧面下 1/2 处。主治：鼻炎、鼻窦炎、鼻血。

肺：在心气管区周围。功效：宣肺通窍。

肝：耳甲庭后下部。疏散肝胆风热。

加减法：

风寒：风溪（耳轮结节前方，指区与腕区之间，即耳舟 1、2 区交界处，主治过敏性鼻炎）。

风热：耳尖（清热消炎）、胆（疏利肝胆风热）。

体虚：①脾：功效为健脾益气化湿。②肾：位于对耳轮上、下脚分叉处下方，具有壮阳益精、聪耳明目、通利水道、强壮健身等功效，可用于气血亏虚所致的鼻炎、鼻窦炎等症。

葱白汤熏鼻法

组方：葱白 4 段。

用法：将葱白切碎，煮水，把葱白水放在儿童面前，让他自然呼吸葱白水的蒸汽，能缓解鼻塞症状。没有葱白，也可以用洋葱煮水，或是食醋加水稀释后煮沸也可以。连续蒸 10 ~ 15 分钟。每日 1 ~ 2 次，连续 1 周。

功效：温阳散寒、疏通鼻窍。

主治：鼻炎之鼻塞不通、流涕、喷嚏等。

注意：密切观察，以免烫伤。

中药熏鼻法

组方：苍耳子20g、薄荷20g、辛夷20g。

用法：煮水，然后将药液放在宝宝鼻子底下，趁热熏鼻，让儿童自然呼吸药液的蒸汽。连续蒸10～15分钟。每日1～2次，连续1周。

功效：散寒通窍。

主治：单纯性鼻炎、过敏性鼻炎及鼻窦炎所致的鼻塞不通等。

注意：防止蒸汽烫伤。

来源：《中国民间外治独特疗法》。

热毛巾敷鼻翼法

器具：热毛巾数条。

用法：用湿的热毛巾蘸葱白汤或其他熏鼻法的中药药液，然后敷在宝宝鼻翼两侧以及前额，每次5～10分钟，每日3次。

功效：散寒通窍。

主治：鼻炎，对缓解鼻炎的鼻塞不通有帮助。

苏叶水泡脚法

组方：紫苏叶 30～50g。

方法：取紫苏叶放于锅内，待锅内水煮沸后，将锅离火，焖出药味儿，待热水降到合适温度，泡脚 10～20 分钟即可。或者泡到身体微微发热，出汗亦可。若是鼻塞流涕明显，也可以配合用紫苏叶 5g 放在茶杯里泡水，代茶饮，可以增强散寒通窍功效。每日一次。

功效：祛风散寒，辛温通窍。

主治：鼻炎、鼻窦炎、腺样体肥大、感冒发热等病症属外感风寒所致鼻塞、流鼻涕、喷嚏者。

注意：避免着凉。

鼻炎散

组成：辛夷 15g、白芷 15g、防风 15g、连翘 10g、生黄芪 10g、生白术 10g、柴胡 10g、芦根 10g、黄芩 10g、赤芍 10g、甘草 10g、葶苈子 30g。

用法：将以上药物，研成极细粉末。放在密闭瓶中备用。每次用水冲服 3～5g，每日 2～3 次，连续服用 1～2 周。

功效：散寒通窍、扶助正气、化湿清热。

主治：鼻炎，症见迎风喷嚏、鼻塞、流清涕或黄涕等。

预防中成药

玉屏风颗粒（每次1包，每日3次）。玉屏风散出自元·危亦林所著《世医得效方》，由防风、黄芪、炒白术组成。可以健脾益气、益卫固表，是体质虚弱者预防鼻炎及过敏性鼻炎的良方。例如平时体质偏弱，一吹风就容易出现喷嚏、鼻塞、流涕者，尤为合适。

日常注意

1. 早睡早起、不要熬夜。且要锻炼身体、增强体质、多晒太阳。

2. 平时多食用能祛风散寒、益气温阳，提高免疫力的食物，如苏叶、生姜、大枣、艾叶、山药、荆芥苗、红茶、小茴香等。

3. 及时更衣，防寒保暖。少吹空调、夏天也要盖住肚子。衣服要穿立领的，以防止后背和项部受寒。温水洗脸、洗热水澡。夏天出汗的时候，用温水洗澡。

Tips

鼻炎患者应戴帽

一次，诊所里负责宣传的同事问我：您这一身运动装，带着球帽，准备运动健身呢？我微笑着说：我有鼻炎，戴帽子是为了防鼻炎。大家不知道的是，凡是鼻炎，尤其是春天或秋天容易患过敏性鼻炎的人，提前戴帽子，就能预防。中医认为，风为百病之长，风气侵犯到哪里，哪里就会出现疾病。冬末春初，天气乍暖还寒，或在秋冬交替季节，天气变冷。对于经常犯鼻炎、鼻窦炎、感冒、头痛、咳嗽、哮喘等疾病的患者来说，应该戴好帽子，防止风寒侵犯身体。

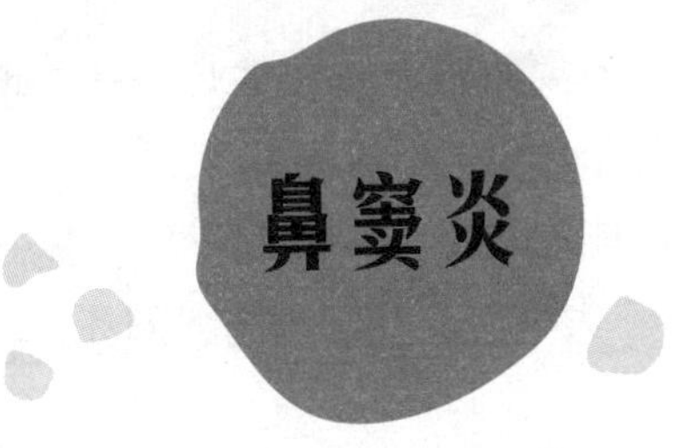

鼻窦炎

鼻窦炎，中医称为“头风伤目”“眉棱骨痛”。临床表现有鼻塞、流浓涕、头痛、目痛、恶心、口腔有异味及异物感、自身免疫力差、易患感冒、轻度语言障碍、轻度记忆力减退、嗅觉功能减退等。以上症状因个体素质差异而反应不同，有的出现单一症状，有的几种症状同时出现。病变部位常在额窦、筛窦、蝶窦、上颌窦其中之一，或几个部位同时发病。中医对于鼻窦炎的治疗，也具有很好的疗效。

薏苡苦菜粥

组方：薏苡仁60g、苦菜（败酱草）60g、生姜1片。

用法：将苦菜（败酱草）、生姜、薏苡仁放于锅内煎煮，直至成粥。食用。

功效：清热解毒、散寒通窍。

主治：用于急慢性鼻窦炎，症见鼻流浓浊鼻涕、鼻塞不通、头痛等。

注意：若是无鲜品苦菜，也可以用干品苦菜（败酱草）30g，用时可以用纱布将干品苦菜包住，然后再和薏苡仁、生姜一同煎煮成粥。

按语：苦菜也称为山苦菜、苦丁菜、苦碟子、燕儿衣、败酱草等，平时生长于山坡、山地、荒野，是一味美味的野菜，同时也是一味能够清热解毒、利湿排脓的中药。薏苡仁具有健脾利湿、消肿排脓的功效。二者常合在一起，治疗各种痈肿疼痛，如《金匮要略》的薏苡附子败酱散。

三花茶

组方：金银花3g、野菊花3g、辛夷花（包煎）3g、绿茶3g。

用法：开水泡服。代茶饮。

功效：清热解毒、散寒通窍。

主治：用于急慢性鼻窦炎，症见鼻流浓浊鼻涕、鼻塞不通、头痛等。

鼻窦炎食疗方

组方： 蒲公英 10g、鱼腥草 10g、金银花 6g、白芷 6g、生姜 1 片。

用法： 水煎 30 分钟。内服。

功效： 清热排脓、散结消肿。

主治： 鼻窦炎。

推拿法

取穴： 上星、印堂、迎香、鱼际擦鼻、头维、大椎、肺俞、合谷、曲池等。

操作：

按揉上星：用中指端或拇指按压上星穴 3 ~ 5 分钟。

揉印堂：用拇指揉印堂穴 3 ~ 5 分钟。

揉迎香：用中指端点揉双侧迎香穴 3 ~ 5 下，然后再向左、向右各旋转揉动 30 ~ 50 次，用力可稍重。

三指擦鼻法或鱼际擦鼻法：将食、中、无名三指并拢，中指稍隆起，使三指面形成凹状，以中指、食指指面着力，贴于鼻翼两旁，上下搓擦，以鼻子感觉到发热。得气为宜，反复操作 2 ~ 3 分钟。

点揉头维：用中指端或拇指点揉头维穴 1 分钟。

摩大椎、肺俞穴：用手掌在大椎穴和两个肺俞穴组成的三角形区域，顺时针方向摩，速度可以稍快一些。连续摩 10 ~ 20 分钟。每日 2 ~ 3 次。摩大椎、肺俞穴不久，就可以感觉到皮肤发热，若是能够让整个身体都感到温热，甚至微微发汗就更好了。本法具有温阳益气、强壮身体等作用。

按揉合谷、曲池：用拇指端分别点按合谷、曲池两穴位3～5分钟。

熏蒸法

组方：蒲公英30g，辛夷、白芷、苍耳子、防风、薄荷、升麻、金银花各15g，紫苏梗、木通、蔓荆子各10g。

用法：将以上中药，放在锅里，加水适量，大火烧开锅后换用小火煎煮，使药液蒸汽从容器顶蒸出，然后用鼻子吸入蒸汽，每次熏鼻30分钟，每日1～2次。一服药可以连续熏蒸2～3日。

功效：散寒通窍、温通血脉、清热止痛。

主治：鼻窦炎。

注意：防止烫伤。

热敷法

器具：热毛巾数条。

用法：用热毛巾蘸熏鼻法的中药药液，然后拧干，趁热敷在宝宝鼻翼两侧以及前额，每次5～10分钟，每日2～3次，对缓解鼻窦炎、鼻炎的鼻塞不通有很大帮助。

功效：散寒通窍。

主治：鼻炎、鼻窦炎。

注意：防止烫伤。

洗鼻法

组方：苍耳子、辛夷、白芷、川芎、黄芩、薄荷、浙贝母、淡豆豉、菊花、甘草各 10g。

加减：有黄浓涕者加金银花。

用法：将中药煎煮，待温度下降至接近体温时，用药液冲洗鼻腔。

功效：散寒通窍、消肿散结、清洁鼻腔。

主治：鼻窦炎、急慢性鼻炎、过敏性鼻炎、鼻渊。症见鼻流浊涕不止。

鼻窍塞药法

药物：青黛、炒苍耳子、黄芩、白芷、辛夷、金银花各 10g，细辛、冰片各 5g，鹅不食草 15g。

方法：将以上药物研成细末，装密闭瓶中备用。每用时，先用干净水将酒精棉球浸湿，然后蘸取药粉约 0.5g，塞入患侧鼻孔中，每日 1 ~ 2 次，10 日为一个疗程，停 3 ~ 5 日后可以再用。

功效：散寒通窍、清热排脓、散结消肿。

主治：鼻窦炎、鼻息肉等。

滴鼻法

药物：可用 1% 的麻黄素滴鼻。

方法： 侧卧位，将药液滴入鼻腔后，捏住双鼻孔，再闭嘴吸气十余次。这样药液才会因负压进入鼻窦而发挥功效。

功效： 散寒通窍。

主治： 慢性鼻窦炎。本法属于局部用药，药效迅速直接。

注意： 不要仰卧位。仰卧位滴鼻，药液多流进口腔，达不到治疗目的。

苏叶水泡脚法

组方： 紫苏叶 30 ~ 50g、金银花 30g。

方法： 取紫苏叶、金银花放于锅内。待锅内水煮沸后，将锅离火，焖出药味儿，待热水降到合适温度，泡脚 10 ~ 20 分钟即可。或者泡到身体微微发热，出汗亦可。若是鼻塞流涕明显，也可以配合用紫苏叶 5g 放在茶杯里泡水，代茶饮。可以增强散寒通窍疗效。每日一次。

功效： 祛风散寒，辛温通窍。

主治： 鼻炎、鼻窦炎、腺样体肥大、感冒发热等病症属外感风寒所致鼻塞、流鼻涕、喷嚏者。

注意： 避免着凉。

日常注意

1. 早睡早起。锻炼身体，增强体质。多晒太阳。

2. 平时多食用能清热解毒的食物，如鱼腥草、苦菜、马齿苋、蒲公英等；以及能散寒止痛的食物，如苏叶、生姜、大枣、艾叶、山药、荆芥苗、红茶、小茴香等。

3. 及时更衣，防寒保暖。少吹空调，夏天也要盖住肚子。衣服要穿立领的，这样做主要是为了防止受寒。温水洗脸、洗热水澡。夏天出汗的时候，用温水洗澡。

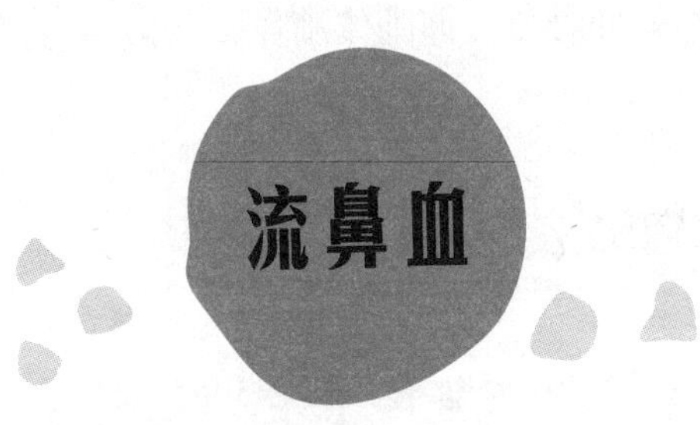

流鼻血

家庭中难免会遇到突发流鼻血的情况，尤其是在冬春季节天干物燥之际，或由其他种种病因导致的突然流鼻血。流鼻血常见的原因为上焦热盛。流鼻血的治疗，需要清热、凉血、止血。下面就为大家介绍流鼻血的中医妙招。

压迫止血法

突然鼻部出血，比较急，需要先快速止血。可以采取压迫止血法。

方法：头略向前倾，用食指和拇指紧压两侧鼻翼10分钟。之后，若是仍血流不止，出血量较多，则可能是严重的出血，或有其他问题存在，此时需要去医院做进一步的检查和处理。

注意：压迫止血不要把头向后仰，以防血液流入口腔。若是血液不慎流入口腔，需将血液吐出来，尽量不要咽进胃里，以免刺激咽喉而致呛咳，或刺激胃黏膜而致呕吐。

黄连三七粉

有的患者鼻出血淋漓不断，我们也不能一直按压鼻翼。此时可以采用鼻窍塞药法。

组方：黄连10g、三七10g。

用法：将二者研成极细粉末，搅拌均匀。使用时，可以将医用纱布稍稍湿润，然后蘸取黄连三七粉适量（0.5～1g），然后塞进鼻腔。

方解：这里的黄连苦寒，具有清热燥湿、泻火解毒之功效。《本草纲目》谓其能“润心肺，长肉止血”；三七能够止血化瘀。二者配合，可以起到清热凉血、化瘀止血的目的。

功效：泻火解毒、止血化瘀。

主治：流鼻血。

三七止血法

流鼻血经过压迫止血后，可以配合用三七止血。《本草纲目》上说三七能“止血、散血、定痛……亦主吐血、衄血。”这里的衄血就是鼻衄，即鼻出血。三七是一味非常好的药。它既可以活血化瘀，又可以止血，止血而不留瘀，是其他止血药所不能比的。那么具体该怎么用呢？临床治疗鼻出血可以用内服和外涂三七来止血。

组方：三七粉10g。

用法：①三七外涂法。我们可以将三七研成细的粉末，装瓶备用。每用时用棉球蘸取少量药粉，大约0.2～0.5g，轻轻将蘸有药粉的棉球塞在鼻腔，以使药粉能涂抹在出血受损的黏膜上，每日 1 ~ 2 次，连续涂抹 3 ~ 5 日。《本草纲目》说三七："金刃箭伤、跌扑杖疮、血出不止者，嚼烂涂，或为末掺之，其血即止。"这里说的"血出不止者，嚼烂涂"即三七外涂法。②三七粉内服法。三七粉 1g，用水冲服。每日 3 次。若是出血严重者，可以每次服用 3g，每日 3 次。如《濒湖集简方》中治吐血、衄血："三七一钱，自嚼，米汤送下。"

功效：化瘀止痛、止血活血。

主治：各种出血，鼻出血、牙龈出血、外伤出血等。

白茅根蜂蜜饮

白茅根可以食用。如《本草图经》曰："茅根……春生芽，布地如针，俗间谓之茅针，亦可啖，甚益小儿。夏生白花，茸茸然，至秋而枯，其根至洁白，亦甚甘美，六月采根用。"白茅根还具有凉血止血，清热利尿的功效。《本草纲目》记载白茅根能"止吐衄诸血"，所以流鼻血的时候，我们也用白茅根。

组方：干白茅根 50g（鲜白茅根可以用到 200g）、蜂蜜 20g。

用法：先将白茅根洗净，切成小段，然后放入砂锅，加水 800 ~ 1000ml，先用大火烧开锅后再换用小火煎煮 30 分钟即可。滤液去渣，将药液倒进碗里，趁温热的时候加入蜂蜜，并搅拌。待水温合适即服用。每日 1 ~ 2 次，连续 3 ~ 5 日。

功效：凉血止血、清热利尿。

主治：流鼻血。

注意：①1 岁以内的孩子，可以每次服用 10 ~ 30ml；1 ~ 2

岁的孩子，可以每次服用50ml左右；2～3岁的孩子，可以每次服用50～100ml；3岁以上，可以每次服用100ml以上。②每日服用2～3次，像喝茶那样小口频服。③饭前饭后均可，须与吃饭间隔30分钟以上。

按语：空气干燥也对流鼻血有重要影响。故北方秋、冬、春三季，空气干燥，缺少水分的气候，容易引起鼻腔黏膜干燥，导致损伤出血。对此就要把家里的加湿器打开，室内空气湿度保持在50%～60%。同时北方冬季，室内温度不要太高，调整在18～23℃即可。若室内温度太高，则冬季应寒而反大热，不利于阳气收藏，也会加重流鼻血。例如曾治疗一位4岁儿童早晨突然流鼻血。我问："家中室内温度多高？"孩子爸爸说："25℃吧。""湿度多少？"他答："35%左右。"我呵呵一笑，原因找到了：温度太高，湿度太低，孩子鼻腔燥热，血热，因此导致流血不止。对此，用一些清热凉血、滋阴润燥的方法都可以治疗。例如我们这里所说的白茅根蜂蜜饮，或者煮梨水喝，都有一定的治疗作用。

鲜藕蜂蜜饮

每到夏天，大家都喜欢吃莲藕。殊不知，莲藕也是止血的妙药。莲藕生用具有清热生津、凉血止血的功效。尤其是藕节，止血效果很好。《本草纲目》对藕节止血这样论述：（藕节）涩，平，无毒，能止咳血、唾血、血淋、溺血、下血、血痢、血崩。大家再看看藕的生长形状，到了藕节的部位恰好形成一个节，就像用绷带包扎住身体一样。所以遇到流鼻血，我们也可以用鲜藕蜂蜜饮来治疗。

组方：鲜藕（带节）200g、蜂蜜 20g。

用法：先将鲜藕洗净，切成薄片，然后放入砂锅，加水 800～1000ml，先用大火烧开锅后再换用小火煎煮 30 分钟即可。再把煎煮好的鲜藕汁倒进碗里，趁温热的时候加入蜂蜜，并搅拌均匀。待水温合适，服用。每日 1～2 次，连续 3～5 日。

功效：凉血止血。

主治：流鼻血。

鲜青蒿、鲜小蓟止鼻血

我记得小时候，在田地里干活，不小心手脚等被划破了，就用青蒿和小蓟止血。小蓟是在田地里常见的一种止血草药。青蒿又名香蒿，生长于河岸、沙地及海边，全国大部分地区皆有生长。此草时至深秋仍独青，气味芬芳。老百姓常说“三月茵陈四月蒿，五月茵陈把柴烧”，所以咱们这里的青蒿是嫩草，要是老的植物就不管用了。

组方：青蒿叶一把，或者小蓟叶一把。

用法：取青蒿叶或者小蓟叶，洗净，捣烂，塞进鼻孔内，外用消毒棉花或纱布，塞紧鼻孔。同时将鲜青蒿叶或鲜小蓟叶绞汁 10～20ml 内服，稍顷，出血即止。

功效：清热凉血止血。

方解：青蒿可以清虚热、除湿热、解暑、退骨蒸、善凉血、清肝胆血分伏热，尤能退阴火，泄火热而不耗气血，内服、外用皆可。《医学衷中参西录》：“小蓟，剖取鲜者捣烂，取其自然汁开水服之。若以入煎剂不可久煎，宜保其新鲜之性，约煎四五沸即取汤饮之。其凉血之力尤胜。若取其鲜者十余枚捣烂，开水冲服，以治吐血、衄血之因热者尤效。”

主治：各种出血，如鼻出血、胃出血等。

蒜泥敷脚心涌泉穴

鼻出血多是上焦肺有热。而涌泉穴具有引火下行的功效，故可以用蒜泥贴敷涌泉穴治疗。

取穴：涌泉穴。涌泉穴属足少阴肾经，位于足掌心中央前1/3与后2/3交界处。

用法：可以取大蒜数枚，去皮，捣烂如泥状，然后加上一些面粉，调成糊状。每晚睡觉前，洗净脚后，把大蒜泥贴敷在脚心（涌泉穴），外面用医用胶布或伤湿止痛膏等贴紧贴牢。儿童皮肤娇嫩，可以连续贴敷2小时左右就取下，以免出水疱。或者儿童脚心有疼痛感时取下，如果没有痛感，也没有出水疱，也可以第二天早晨取下。

功效：引火下行。

主治：鼻腔出血。本法还对咳嗽、哮喘、感冒等有效。

注意：因体质不同，若脚心起疱，无需担心。殊不知，起疱之后效果更好。如果疱较小，不必理睬，待其自行吸收即可；如果疱比较大，可以用酒精棉球将水疱消毒，然后用注射器将疱内水液吸出来，外面用纱布等盖好固定，待皮肤复原后再敷贴。

快速止鼻血，重掐涌泉穴

生病有时候总是让人措手不及。例如我们外出时，没有药，没法去医院，没有蒜泥，也没有办法贴敷涌泉穴，当遇到鼻出血，怎么办？此时我们可以用拇指重重掐揉涌泉穴来治疗。掐涌泉穴刺激更强，所以见效也更加迅速。

取穴：涌泉穴。

用法：让患儿脱掉鞋子，用拇指用力掐压涌泉穴，直至血止，即可松手。

功效：引火下行。

主治：流鼻血。

按语：本法治疗流鼻血的机制与蒜泥贴敷涌泉、艾灸涌泉的方法异曲同工。

鼻衄突发何所当，重拍委中腘中央

取穴：委中。

方法：一般让患者面对墙站立，用手扶着墙壁，将腿尽量蹬直，使腘窝充分暴露，利于拍打刺激。然后用手掌大力叩击双侧委中各三下，少顷鼻血即止。也可以用手蘸取凉水以后拍打委中穴，直至将腘窝拍红。此法简便安全，容易操作，疗效较好。

功效：清热凉血、止血。

主治：流鼻血。

按语：人体有很多可以止血的穴位，委中就是其中之一。委中穴在腘横纹中点，又名血郄，是膀胱经之合穴，能通络泄热、凉血止血。

香油滋润鼻腔法

组方：香油。

用法：可以在每晚睡前，用棉棒蘸香油，涂抹鼻腔内干燥的黏膜上，注意先涂抹鼻孔周围，然后再慢慢涂向鼻后部位，尤其是鼻中隔（将鼻腔分为左右两部分），必须涂到，因为此处血管丰富，黏膜薄弱，是最容易出血的部位。

功效：润燥。

主治：鼻腔黏膜干燥容易出血者。

按语：有些患者，常常因为鼻腔干燥、干热等导致流鼻血。比如冬季北方气候干燥，加上室内有暖气，又燥又热，那么身体调节能力比较低的人就会出现鼻腔干燥、干热等，导致鼻腔黏膜脆弱，容易发生流鼻血。对此，可以用香油滋润鼻腔法。

常用中成药

龙胆泻肝丸：龙胆泻肝汤为《兰室秘藏》方，乃清肝经湿热、泻肝胆实火之名方。我们可以用龙胆泻肝丸来治疗鼻出血，一般都会取得较好的疗效。因为鼻出血多从火热论治，如清·林佩琴指出“暴衄则治须凉泻”。可以用龙胆泻肝丸清泄肝肺之火，以治疗鼻出血。

日常注意

1. 保持镇静。流鼻血时不要惊慌，要保持冷静，先压迫止血。时刻观察伤情，并准备随时就医。急性出血止住以后，可以配合我们介绍的各种小妙招、小方法。

2. 多吃能够清热凉血、止血的食物，如软枣猕猴桃、三七、小蓟、大蓟、芦根、白茅根、莲藕、青蒿苗、黄花菜、栗子、茄子、黑木耳、刺菜、乌梅、香蕉、莴苣、枇杷、槐花等。

3. 积极治疗鼻部病症。很多儿童因为有感冒、鼻炎、鼻窦炎等，而经常擦鼻涕、揉鼻子，导致鼻腔黏膜比较脆弱，从而流鼻血。故要及时治疗鼻部病症。平时也尽量不要揉鼻子。即使揉鼻子，力度也要轻。

4. 反复出现流鼻血，要早去医院。鼻出血原因很多，现代医学中如鼻部肿瘤、血液系统疾病等也多有鼻出血，所以使用上法时需要注意，如遇反复鼻出血一定要及时去医院就诊。

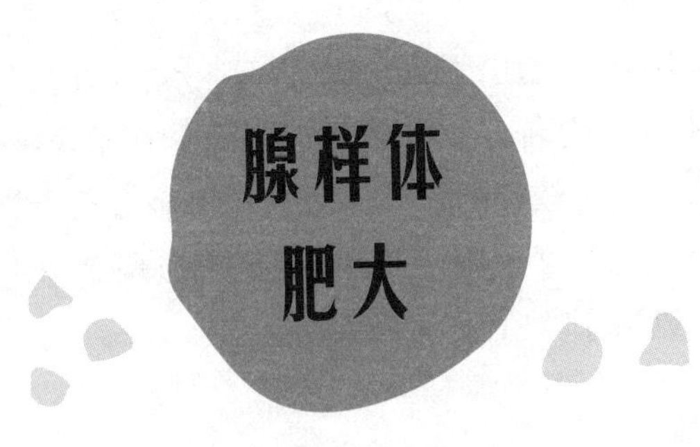

腺样体位于鼻咽部顶部与咽后壁处，属于淋巴组织，与扁

桃体一样，随着年龄的增长而逐渐长大，2～6 岁为增殖旺盛的时期，10 岁以后逐渐萎缩。腺样体肥大系因炎症的反复刺激而发生病理性增生，从而引起鼻塞不通、打鼾、睡眠不安，患儿常不时翻身，仰卧时更加明显，严重时可以出现呼吸暂停等。本病多见于儿童，常与慢性扁桃体炎合并存在。

腺样体肥大的危害较大。本病多见鼻塞不通严重，呼吸困难，甚至呼吸暂停而引起惊醒，睡眠质量下降，进而导致白天昏昏沉沉，精神欠佳，记忆力减退，学习成绩下降。若是长期鼻塞不通，张口呼吸，甚至引起下颌骨的发育异常，形成“腺样体面容”。

腺样体肥大的临床症状：①鼻部：鼻塞不通、流涕、打喷嚏、说话时有鼻音、睡觉时容易打鼾。②耳部：咽鼓管咽口受阻，容易导致中耳炎。③咽喉和下呼吸道症状：容易导致分泌物向下流并刺激呼吸道黏膜，常引起阵咳，并发气管炎。④腺样体面容：上唇上翘、上齿外龇、上腭较高，表情呆滞。⑤其他全身症状：注意力不集中，容易惊醒，急躁易怒等。

中医认为本病的病因病机是外受风寒，内有肺热，兼有痰湿阻滞。病邪主要有风、寒、湿。鼻塞不通为风寒。寒邪郁而化热而产生肺热，久伤脾胃而生痰湿。对本病的中医调理也要遵循外散风寒，内清郁热，兼化痰湿的治疗原则。

辛夷花煮鸡蛋

组方：辛夷花（包煎）10g、鸡蛋 2 个。

用法：将辛夷花用纱布包住，并将鸡蛋洗净，一同放入锅内，然后加清水 2 碗，放在火上煎煮，当煎煮出来 1 碗水时，将辛夷去掉，煮熟的鸡蛋捞出来去壳，并在鸡蛋上刺小孔数个。再次将鸡蛋放入锅内，继续煎煮5分钟，饮汤，吃蛋。此为1日量，分2次服食。

功效：疏风散寒、通窍。

主治：适用于慢性鼻炎、鼻窦炎、过敏性鼻炎、腺样体肥大等鼻塞不通、喷嚏连天，甚至鼻流清涕或浓涕等症。

食疗法

组方：白芷6g、生姜3片、大枣（剥开）1个、薏米10g、山药10g、菊花5g、陈皮5g、百合5g。

用法：将以上药物放入锅内，水煎20～30分钟。内服。

功效：散寒通窍、健脾化湿。

主治：腺样体肥大。

腺样体肥大方

组方：炙麻黄5g、辛夷（包煎）6g、白芷6g、苍耳子5g、炒栀子9g、浙贝6g、南沙参9g、生甘草6g、太子参12g、冬瓜仁9g、茯苓9g、薏苡仁12g。

加减：咽喉红肿疼痛严重者加金银花9g、连翘9g、射干6g；便干、便秘不通者，加生大黄3g；平素容易胃痛、腹痛者加高良姜3g、木香6g、香附6g；容易积食者加焦三仙各6g。

用法：水煎，内服。

功效：散寒通窍、清热养阴、健脾化痰。

主治：腺样体肥大，证属外寒里热、痰湿阴亏者。

注意：①服用本方一般1周即可见效。若是超过1周仍未见效，或见效很小者，停止服用。②辛夷包煎，意思是指辛夷这味中药有许多毛，对喉咙有刺激性，容易导致咳嗽，因此在煎煮的时候需要用纱布包住，以防咽痒咳嗽。

按语：鼻塞不通，需要用温通的方法，故选择既可以散寒，又可以通窍的辛夷、白芷、苍耳子。外寒日久，容易入里化热，进而伤肺阴，故需要选择养阴清肺的炒栀子、浙贝、南沙参、甘草等。腺样体肥大容易导致儿童打呼噜。打呼噜声音重浊，从中医的象上看，当属土音（因土性重浊）。每以化痰浊法，如用半夏、茯苓、生姜等治疗打呼噜多获良效。

推拿法

取穴：上星、印堂、迎香、鱼际擦鼻、头维、大椎、肺俞等。

操作：

按揉上星：用中指端或拇指按压上星穴3～5分钟。

揉印堂：用拇指揉印堂穴3～5分钟。

揉迎香：用中指端点揉双侧迎香穴3～5下，然后再向左、向右各旋转揉动30～50次，用力可稍重。

三指擦鼻法或鱼际擦鼻法：将食、中、无名三指并拢，中指稍隆起，使三指面形成凹状，以中指、食指指面着力，贴于鼻翼两旁，上下搓擦，以鼻子感觉到发热。得气为宜，反复操作2～3分钟。

点揉头维：用中指端或拇指点揉头维穴1分钟。

摩大椎、肺俞穴：用手掌在大椎穴和两个肺俞穴组成的三角形区域，顺时针方向摩，速度可以稍快一些。连续摩 10 ~ 20 分钟。每日 2 ~ 3 次。摩大椎、肺俞穴不久，就可以感觉到皮肤发热，若是能够让整个身体都感到温热，甚至微微发汗就更好了。本法具有温阳益气、强壮身体等作用。

艾灸法

1. 艾灸迎香、印堂、上星穴各 3 分钟。功效是温通经络，散寒通窍。
2. 艾灸大椎、肺俞 10 分钟。可以温阳散寒，增强体质。
3. 艾灸涌泉、太溪穴各 1 分钟。可以养阴生津，引火下行。
4. 艾灸足三里、肾俞、命门穴各 3 分钟。可以温阳补肾，健脾益气。

热敷法

腺样体肥大会致鼻塞不通、流涕等症状。可用热敷法缓解并治疗。

用法：将 2 ~ 3 块毛巾用水浸湿，放在微波炉里加热。待温度合适后将毛巾放在前额以及头部两侧，待温度下降变凉后更换热毛巾外敷，连续 20 ~ 30 分钟。每日 1 ~ 2 次。

功效：温阳散寒、宣通鼻窍。

主治：腺样体肥大之鼻塞不通、打鼾等。

注意：防止烫伤。

熏鼻法

组方：麻黄、白芷、薄荷、辛夷、苍耳子、浙贝、夏枯草、王不留行各10g。

用法：将以上中药，放在锅里，加水适量，大火烧开锅后换用小火煎煮，使药液蒸汽从容器口蒸出，然后用鼻子吸入蒸汽，每次熏鼻30分钟，每日1～2次。

功效：散寒通窍、温通血脉、消肿散结。

主治：腺样体肥大。熏鼻法可以改善血液循环，加速腺样体新陈代谢，且操作简单，安全有效。

按语：①湿热的热气能够使鼻腔的血管扩张，血液循环加快，有助于鼻腔气道通畅；②湿热的蒸汽能促进组织对药物的吸收，使药物能直达病所；③药物本身具有散寒通窍、消肿散结的作用。

苏叶水泡脚法

组方：紫苏叶30～50g。

方法：取紫苏叶，放于锅内。待锅内水煮沸后，将锅离火，焖出药味儿，待热水降到合适温度，泡脚10～20分钟即可。或者泡到身体微微发热，出汗亦可。

功效：祛风散寒，辛温通窍。

主治：鼻炎、鼻窦炎、腺样体肥大、感冒发热等病症属外感风寒所致鼻塞、流鼻涕、喷嚏者。

注意：避免着凉。

耳穴保健法

①.捏揉耳屏 双手拇、食两指相对，捏住耳屏，来回捏揉。耳屏部有耳穴外鼻和内鼻，是治疗鼻部疾病的有效穴位，对鼻炎、鼻窦炎、腺样体肥大等效果较好。

②.摩擦耳甲 食指端在耳甲艇和耳甲腔内顺时针和逆时针交替按摩，这里分布有耳穴肝、肾、肺、脾、胃，可以有效提高身体免疫力，增强体质。

③.摩擦耳道 食指插入外耳道，力度要轻，不要太深，以免力度太大伤及耳膜。然后顺时针及逆时针交替旋转，以摩擦外耳道。可以刺激咽喉、皮质下、内分泌等穴位，提高体质，增强免疫力，通利鼻咽处的腺样体。

④.王不留行压豆法 用王不留行籽在肺、肾、脾、胃、咽喉、内鼻、外鼻、内分泌、皮质下、肾上腺等穴位上压豆。压好以后每次自我按摩 3 ~ 5 分钟，每日按摩 3 ~ 5 次。每 3 ~ 5 日更换 1 次，双耳交替压耳穴。

中成药

平时体质偏弱的儿童，或者经过治疗痊愈以后，可以服用一些健脾益气，增强体质，防止感冒和复发的中成药，如玉屏风颗粒、健脾丸、保和丸等。

日常注意

1. 及时就医 腺样体肥大危害较大，需要及时就医，以免延误治疗。

2. 防寒保暖 ①少吹空调，多穿衣服，夏天要保护后背和肚子，衣服要穿立领的；②温水洗脸，洗热水澡。

3. 饮食 多吃温阳散寒的食物如苏叶、生姜、大枣，以及健脾补肾的食物如芡实、枸杞、桑椹、黑芝麻、核桃，薏米、山药、莲子等。注意每日吃热的食物、喝热水，少吃冷饮。

4. 多晒太阳 可以每日带孩子晒太阳1～2小时。晒太阳时可背对太阳，感受太阳光晒在头顶和后背温热而舒服的感觉。在冬天也需要多出去活动，衣服要穿厚一些。

Tips

呼吸看健康

呼吸可以看出是否健康。健康的人呼吸顺畅，深长细匀。若是呼吸不畅、憋气，或鼻塞不通，或一个鼻孔不通，胸闷等，则表示身体健康出现了问题。睡眠时呼吸也是如此。像打呼噜（打鼾）很响，看似睡得好，实际上睡眠质量可能很差。真正睡得好的人，呼吸是细匀平和的。

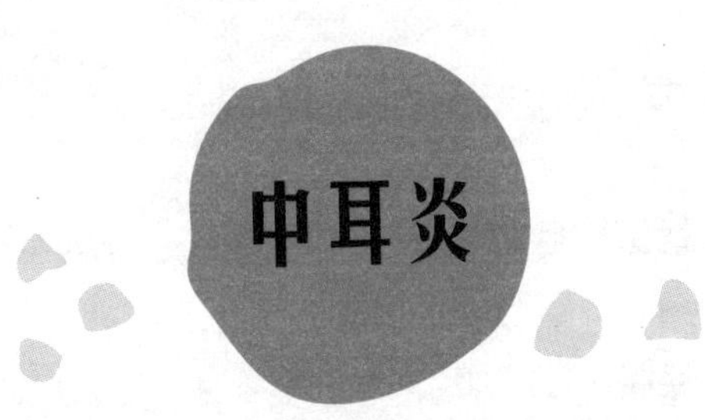

中耳炎

中耳炎是儿童多发病、常见病，可分为非化脓性及化脓性两大类。分泌性中耳炎是非化脓性炎症，以耳朵流清水，或耳内闷胀感或堵塞感，听力减退及耳鸣为最常见症状，常发生于感冒后，或不知不觉中发生，有时头位变动可觉听力改善，部分患者有轻度耳痛，儿童常表现为听话迟钝或注意力不集中。

化脓性者有急性和慢性之分。急性化脓性中耳炎，症见耳朵流出黄色脓液，耳部剧烈疼痛，小儿的全身症状比成人明显，可有发热、呕吐等。严重的并发症有颅内并发症，如脑膜炎、脑脓肿等。其他并发症有迷路炎、面神经麻痹等。慢性化脓性中耳炎常伴有全身症状（怕冷、发热、乏力、纳差等），耳部疼痛逐渐加重，耳内流脓，听力减退以及耳鸣耳聋。

急性中耳炎方

组方：金银花 30g、蒲公英 30g、野菊花 30g。

用法：水煎 30 分钟。

功效：清热解毒、散结消肿。

主治：急性化脓性中耳炎热毒壅盛者，症见耳内疼痛严重，耳道向外流黄色脓液。

注意： 急性化脓性中耳炎流出脓液较多、病症较重者，需要配合西医西药一起治疗。中西医结合则效果更佳。

黄连青黛冰片粉

组方： 黄连30g、青黛15g、冰片3g。

用法： 将黄连、青黛和冰片打成极细粉末，装在密闭瓶子里。用时先用酒精棉球将外耳道擦洗干净，后将药粉均匀撒在耳道深处。每日1次，连续1周。

功效： 清热燥湿、散结消肿。

主治： 急慢性化脓性中耳炎。症见耳流黄色脓液，耳道疼痛。

注意： 急性化脓性中耳炎症状较重者，需要中西医结合治疗。

慢性中耳炎外用方

组方： 儿茶25g、冰片6g、枯矾12g、薄荷12g、月石12g、青黛12g、黄柏18g、黄连18g。

用法： 上药打成粉，装在密闭瓶子里。用时先用酒精棉球将外耳道擦洗干净，后将药粉均匀撒在耳道深处。每日1次，连续1周。

功效： 清热燥湿。

主治： 慢性分泌性中耳炎，症见耳流清水或脓耳。

常用中成药

急性中耳炎多为热毒壅盛，可以用桑菊饮、龙胆泻肝丸或黄连上清片来治疗。慢性分泌性中耳炎多属于气血亏虚，可以用参苓白术散和玉屏风散来治疗。

日常注意

1. 不要用力擤鼻涕。如果两侧鼻孔都捏住用力擤，则压力迫使鼻涕向鼻后孔挤出，鼻涕中含有大量的病毒和细菌，到达咽鼓管，引发中耳炎。

2. 避免水滴入耳道。洗澡、游泳等接触水时应避免将水进入耳道或咽入口中。否则水通过耳道或鼻咽部进入中耳或外耳，容易引起中耳炎。

3. 不要长时间戴耳机听音乐。长时间用耳机听摇滚类的大分贝音乐，如果时间较长，也易引起慢性中耳炎。

4. 有了感冒发热、咽喉炎症、扁桃体炎、鼻炎、鼻窦炎等需及时治疗，以免引起中耳炎。

5. 忌食辛辣、刺激性食物。如辣椒、胡椒、葱、姜、蒜、牛羊肉等。

6. 急、慢性化脓性中耳炎需及时就医。

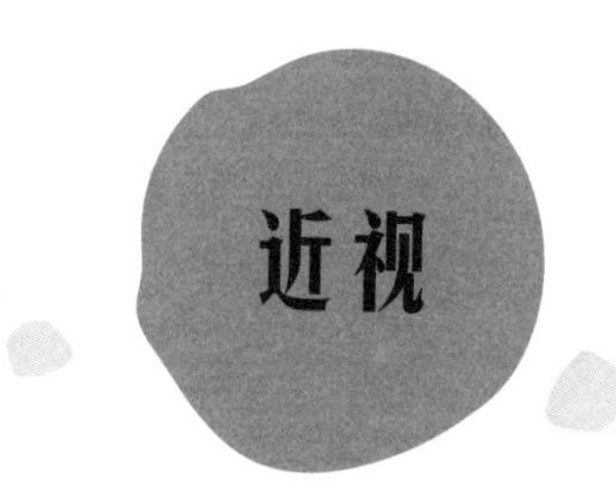

近视

现代生活习惯的改变，导致近视眼的人越来越多。尤其是儿童青少年，由于时常看书、使用各种电子产品，故患近视的非常多。中医认为，近视是以视近清晰、视远模糊为主症的眼病，古称“能近怯远证”，至《目经大成》始称近视。主要原因是姿势不正，过度用眼，以及先天遗传、肝肾亏虚、禀赋不足所致。对其治疗，多从疏经通络、补益肝肾、行气活血等方面入手。

莲枣核桃粥

组方：莲子10g、大枣5个、核桃仁10g、橘皮5g，大米60g。

用法：洗净以后，放入锅内，煮粥食用。

功效：健脾开胃、滋阴明目。

主治：近视眼。

枸杞菊花茶

组方：枸杞子3g、菊花3g、决明子3g。

用法：开水泡茶饮。

功效：养阴补血、益精明目。

主治：近视眼。

眼部保健

1. 点揉眼周穴位 太阳、瞳子髎、丝竹空、攒竹、印堂、承泣各 1 ~ 2 分钟。

2. 掐睛明 用拇食两指按压两侧睛明穴，持续 2 ~ 3 秒钟后，缓缓松开。然后再次按压，松开。如此反复 50 次。

3. 抹眼眶 用拇指沿着眼眶呈“8”字形按抹。

4. 捏按颈背部肌肉 每次按摩 5 ~ 10 分钟。颈部推拿，可增加椎动脉供血，改善眼部血液循环。

5. 揉肾纹 3 分钟 肾纹在手掌面，小指第二指间关节横纹处。用拇指或中指端揉，称为揉肾纹（图 38）。揉肾纹具有祛风明目、散郁结的作用，常用于治疗眼睛酸涩不适、目赤肿痛等疾患。

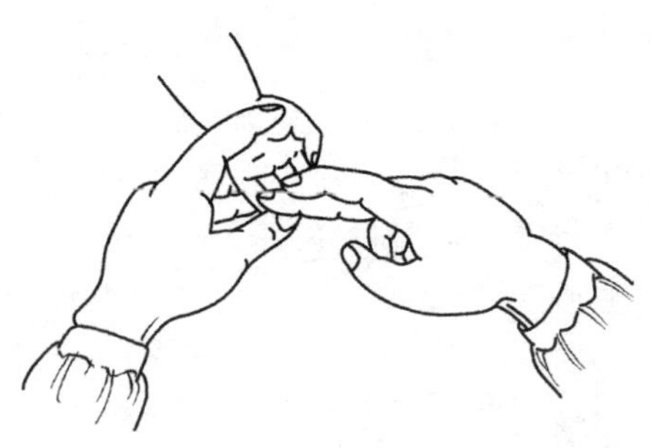

图 38　揉肾纹

按语：推拿疗法对轻中度近视及假性近视疗效较好。日常重视对眼的保护，纠正不良用眼习惯，少看或不看电视，坚持做眼保健操。

耳穴保健

1. 捏揉耳垂 用拇、食两指捏住耳垂，轻轻捏揉。眼穴在耳垂正中央，揉捏该穴可以防治青光眼、假性近视、结膜炎等眼病。

2. 搓擦耳屏 用双手食指沿着耳屏上下快速摩擦。耳屏下方和对耳屏连接处有目1和目2穴，也是治疗眼疾的有效穴位。

3. 摩擦耳甲 食指端在两耳甲腔内沿顺时针方向按摩1分钟。耳甲艇内有肝、肾两个穴位。肝在耳甲艇的后下部，能治疗眩晕、假性近视、单纯性青光眼；肾在对耳轮下角下方后部，能治疗肾虚腰痛、眼睛发花。

4. 王不留行压豆法 用王不留行籽在眼穴、目1、目2、肝、肾穴位上压豆。压好以后每次自我按摩3～5分钟，每日按摩3～5次。每3～5日更换1次，双耳交替压耳穴。

热毛巾熨眼法

方法：将毛巾放入热水中，拧干至无水滴为度，并在掌侧腕部试温，以不烫手为宜。然后轻轻放在两眼上，将两眼盖住。每次热敷20分钟，每日1次。连续半个月。

功效：温通经络、行气活血。

主治：近视眼。

注意：切勿烫伤。

熏眼法

组方：蔓荆子、枸杞、草决明、当归、冰片、青葙子、川芎各10g。

用法：将以上中药，放在锅里，加水适量，大火烧开锅后换用小火煎煮，使药液蒸汽从容器口蒸出，然后用蒸汽熏眼，每次熏眼30分钟，每日1次。连续熏蒸半个月。

功效：清热明目、活血通络。

主治：近视眼。

注意：在熏眼过程中，尽量多地眨眼睛，有利于提高治疗效果。

按语：中药蒸汽熏眼，对改善眼部血液循环，加速新陈代谢效果显著，进而能缓解眼部疲劳，促进视力恢复。

熏洗眼法

组方：决明子、菊花、薄荷、白芍、密蒙花、枸杞各10g。

用法：将以上中药，放在锅里，加水适量，大火烧开锅后换用小火煎煮，使药液蒸汽从容器口蒸出，然后用蒸汽熏眼，每日熏眼15分钟，然后待药液凉却后，用药液来洗眼15分钟。

功效：退翳明目、养阴润燥。

主治：近视眼。

按语：①热蒸汽能够使眼周的血管扩张，血液循环加快，促进组织对药物的吸收；②水汽能够湿润眼睑和眼球，使双目干涩的症状得到缓解；③熏洗眼法可以活血化瘀、通调经脉，改善血液循环，加速眼部新陈代谢，且操作简单，安全有效。

日常注意

1. 坐姿端正，少看手机、电脑、电视等；平时注意用眼卫生，并做眼保健操。不要在昏暗的灯光下看书。

2. 少吃辛辣、油腻、肉食，多吃有益于恢复视力的食物，如枸杞、菊花、决明子、核桃、百合、胡萝卜等。

3. 及时配合治疗。长期坚持，持之以恒，防止进一步加重。

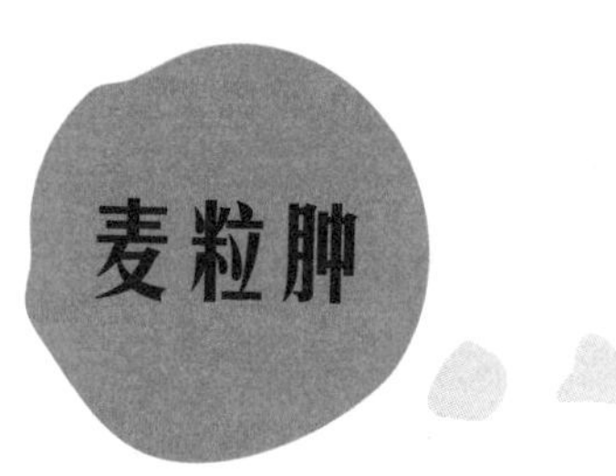

麦粒肿

麦粒肿又称针眼、睑腺炎，是睫毛毛囊附近的皮脂腺或睑板腺的急性化脓性炎症。临床表现为眼睑红、肿、热、痛，邻近球结膜水肿，常常感到眼痒，眼睛干涩、灼热不适等。中医认为，麦粒肿多为肝经风热所致。故治疗也从疏散风热、散结消肿入手。

单方蒲公英

组方：蒲公英 30～60g（鲜品用量加倍）。

用法：煮水喝。连续服用 3 日后，麦粒肿往往会慢慢消下去，眼睛的痒、涩等不适感也会慢慢消失。

功效：清热解毒、消肿散结。

主治：热毒壅盛之证，如麦粒肿、霰粒肿、结膜炎、痄腮、咽喉红肿疼痛、蚊虫叮咬等。

注意：轻症用 30g，重症可以用到 60g。

食疗方

组方：金银花 10g、杭菊花 10g、蒲公英 15g、荆芥 10g、生姜 1 片。

用法：水煎，内服。

功效：疏风清热、散结消肿。

主治：麦粒肿属于风热上攻、肝经风热者。

“黄连乳汁”治疗麦粒肿

组方：黄连 6g、乳汁 20ml。

用法：黄连放入瓶内，将乳汁挤入，以浸没过药材为度。浸泡一日，滤出其汁，点涂患处，一日 3～4 次。连续 3～4 日。

功效：清热散结、消肿止痛。

主治：麦粒肿。

来源：《新中医》。

艾灸后溪穴

器具：艾条。

方法：艾条点燃，于后溪穴处上下施雀啄灸（施灸时，将艾灸点燃的一端像鸟雀啄食一样，上下快速移动施灸）。每次每侧穴位约灸1分钟，每日灸治1次。连续1～7次。轻者1次即愈。

功效：泻火解毒。

主治：麦粒肿。

按语：麦粒肿多为脾胃蕴热，或心火上炎，复感风热之邪而致气血瘀阻、火热结聚而成。灸法虽可温补，亦可清泻，虞抟在《医学正传》曰："实者灸之，使实邪随火气而发散也，热者灸之，引郁热之气外发，火就燥之义也。"后溪属于手太阳小肠经，其经颊部支脉至目内眦（睛明），与足太阳膀胱经相衔接，且为八脉交会穴之一，通督脉，督脉统领一身之阳气。《难经·四十五难》曰："热病在内者，取其会之气穴也。"故以灸泻之，可使瘀热邪毒之气发散于外而病获愈。

熏洗法

组方：蒲公英60g，白菊花10g。

用法：上两药加水三大碗，煎成两碗后，温服一碗，将余下的一碗和药渣仍放在药锅内，加热，用热蒸汽熏蒸眼睛，每次10～20分钟。每日熏洗2～3次，每次必须重新煮沸，趁热熏洗。

功效：清热散结、消肿止痛。

主治：麦粒肿。

温热敷法

器具：毛巾数条，温热水。

方法：将毛巾蘸温热水，拧干，让患者闭眼后将毛巾轻轻放在面部，盖在眼睛上，热敷。等到毛巾温度下降后，重新更换热的毛巾继续热敷。每日 3 次，每次 15～20 分钟。

功效：温通经络、消肿止痛。

主治：麦粒肿初期或脓肿未形成时。

注意：防止烫伤。

穴位刮痧法

选穴：太阳、印堂。

操作：拇食指相对夹挤住太阳穴、印堂穴处的皮肤，轻轻用力揪，直到两穴出痧为止。也可以用刮痧板或者小勺来刮痧，出痧为止。

按揉耳穴

上提耳尖和向下拉耳垂各 50～100 次。

上提耳尖：要从三角窝开始向上轻提。耳尖具有清热泻火的功效，尤其是可以清泄上焦心肺的火热。三角窝内有个耳穴叫做神门，可以镇静安神。

向下轻拉耳垂：耳垂正中对应着眼部，下拉过程中可以刺激耳穴中的眼穴。有助于散结消肿，治疗麦粒肿。

肩胛区反应点、中趾趾腹放血治疗麦粒肿

操作：足太阳膀胱经过上眼睑，可在后背膀胱经和督脉，尤其是两肩胛骨之间的区域找反应点。先用手掌在后背部大面积，依次轻拍，这个时候会看到在肩胛骨内侧及其附近的区域皮肤发红，或有许多米粒大小的红点，可以单独出现，也可连成一片。此时用刮痧板在此处用力刮痧，直到该处出痧为止。或用三棱针点刺，再用手挤捏点刺部位使之出血，最初血色较深，需要出血至血色变为正常。一般一次即可治愈。下眼睑为足阳明胃经所过，所以下眼睑的麦粒肿多为脾胃积热，火毒循胃经上攻所致。对于此类麦粒肿，可用三棱针点刺足中趾趾腹，原则也是“血变而止”。

案例：一位幼儿患有麦粒肿，当时该儿童的右下眼睑麦粒肿已肿得像小花生豆。医院让手术治疗，妈妈不让，遂来诊。这个小朋友才 10 个月，看病的时候直冲我笑，丝毫不知何为手术。然后我对忧心忡忡的妈妈道：不要紧，来，咱们用点刺放血的方法治疗，很快就可以好了。遂点刺耳尖和足中趾趾腹放血。次日，麦粒肿溃破出血。稍做止血、消毒处理，并配合食疗，数日后已基本痊愈。

升降散

组方：蝉蜕 9g、僵蚕 12g、片姜黄 15g、生大黄 18g。

用法：将以上药物研成极细粉末，每次取 1～3g，用温水或蜂蜜水或少量黄酒送服。每日 2～3 次，连续 1～2 周。

功效：升清降浊、散风清热。

主治：反复发作性的麦粒肿、口疮、口腔溃疡、咽喉肿痛、目赤肿痛。

中成药

龙胆泻肝丸：清泄肝胆湿热及实热。

防风通圣散（丸）：疏泄表里热邪。

黄连上清丸：清泄上焦火热。

日常注意

1. 切忌挤压。无论内外麦粒肿，如果加压挤脓，导致感染，易引起眼眶蜂窝织炎、海绵栓塞等严重并发症，重者可危及生命，所以长麦粒肿时，切忌挤压。

2. 保持心情舒畅，不要急躁上火。保持大便通畅。

3. 注意眼睛卫生，不要用手揉眼睛，以免细菌进入眼内，引起感染。

4. 饮食禁忌注意。①少吃刺激性食物，如葱、蒜、辣椒、韭菜等。②少吃煎炸炙烤的食物，这些助热之物无疑是火上浇油，会促使麦粒肿发生或反复发作。③不吃甜腻的食物，如冷饮、年糕等，容易损伤脾胃。④少吃油腻食物，尤其是各种肉食。

5. 多吃清热解毒、消肿散结的食物，如浙贝、菊花、蒲公英、鱼腥草、夏枯草、甘草、绿豆、苦瓜、赤小豆等。

第7章

流行性疾病

流行性疾病，中医称之为“时行病”。如《诸病源候论·时气候》曰：“时行病者，是春时应暖而反寒，夏时应热而反冷，秋时应凉而反热，冬时应寒而反温，非其时而有其气，是以一岁之中，病无长少，率相似者，此则时行之气也。”指出流行性疾病具有流行性、传染性、病症表现相似性等特征。

中医认为，时行疾病与感受四时不正之气有关。每当自然气候变化，天气反常，如久旱、酷热、阴雨绵绵、水涝、湿雾瘴气等，均可滋生疠气，加上个人体质较弱，就容易出现流感、水痘、痄腮、手足口病、疱疹性咽峡炎、小儿秋季腹泻等病症。如《医学入门》说：“东南两广山峻水恶，地湿沤热，如春秋时月外感雾毒，寒热胸满不食，此瘴毒从口鼻而入也。”

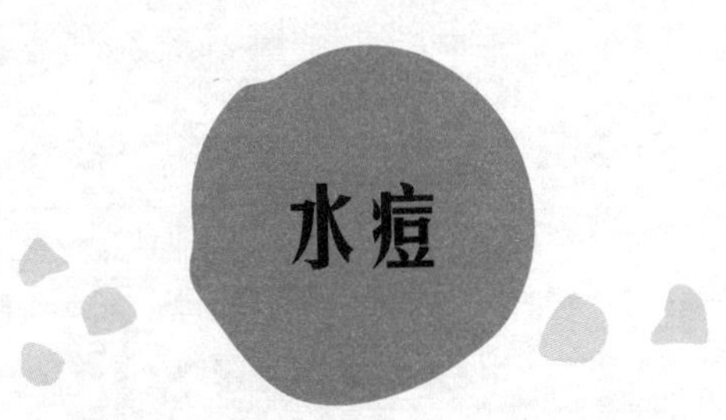

水痘

水痘是由水痘病毒引起的急性出疹性传染病，临床以发热、皮肤黏膜分批出现丘疹、疱疹、结痂为特征。水痘四季皆可发病，冬春两季是高发季节，多发于1～6岁儿童。本病传染性强，容易造成流行，尤其是在幼儿园、学校内。流行期间可以用食疗法预防，并辅助治疗。

中医认为，本病为风湿热时行疫毒从口鼻而入，郁结于肺卫，所造成的疾病，因此在疾病初起可以见到发热、咳嗽、喷嚏、流涕等症状。继而蕴结于肺胃，发于皮肤，出现壮热、口渴、皮肤出水疱疹。对水痘多从清热利湿、健脾化湿角度治疗。

萝卜薏苡仁粥

组方： 胡萝卜、白萝卜各50g，薏苡仁30g。

用法： 洗净，煮粥，加冰糖适量，食用，每日2次。连续服用1～2周。

功效： 健脾化湿。

主治： 水痘属于湿气重者，症见水痘透亮、水疱较多。

绿豆薏苡粥

组方： 绿豆 50g、生薏仁 50g、白糖适量。

用法： 将绿豆、薏仁加水煮粥。服用时加白糖适量，食用。

功效： 利水消肿、清热解毒。

主治： 水痘属于湿热重者，症见水痘透亮、水疱较多、颜色略红。

马齿苋荸荠冰糖饮

组方： 鲜马齿苋 50g、鲜荸荠（洗净去皮）50g、冰糖适量。

用法： 将鲜马齿苋和鲜荸荠，一起捣烂取汁，加适量冰糖，拌匀食用，每日 2 次。连续服用 1 ~ 2 周。

方解： 马齿苋和荸荠均可食用。马齿苋常生于田间、菜地、住宅附近旷地和路旁，耐旱，生命力强，味酸性寒，具有清热解毒的功效。荸荠性寒，具有清热解毒、凉血生津、利尿通便、化湿祛痰、消食除胀的功效。

功效： 清热解毒、利尿通便。

主治： 适用于水痘属于湿热重者，症见水痘透亮、水疱较多、颜色发红。

来源：《朱锦善儿科临证 50 讲》。

食疗方

组方：金银花 10g、蒲公英 10g、芦根 10g、生苡仁 10g、绿豆 10g、生姜 3 片。

用法：水煎 30 分钟。内服。

功效：疏风清热、化湿解毒。

主治：用于水痘初期，症见发热、鼻塞、流涕、舌红、苔薄白腻。

外洗法

组方：苦参、芒硝各 30g，浮萍 15g。

用法：水煎，外洗。每次洗 10 ~ 15 分钟，每日 2 ~ 3 次。

功效：清热利湿、燥湿止痒。

主治：适用于水痘皮疹比较密集，局部瘙痒严重者。

涂抹法

组方：青黛 30g、冰片 10g。

用法：将青黛和冰片研成极细粉末，拌麻油（香油）成糊状，然后涂抹在水痘疱疹比较严重处。每日 1 次。

功效：清热凉血、解毒止痒。

主治：湿热证水痘，症见局部红、水疱多、瘙痒严重者。

中成药外用法

冰硼散或珠黄散：具有清热解毒，生肌敛疮的功效。用时可以取药粉少许洒在水痘溃破处，或者用于口腔内的水痘黏膜溃破处。一日 2 ~ 3 次。

日常注意

1. 注意隔离。患儿应早期隔离，直到全部皮疹结痂为止，一般不少于病后 2 周。与水痘患者接触过的儿童，应隔离观察 3 周。

2. 注意消毒与清洁。对接触水痘疱疹液的衣服、被褥、毛巾、敷料、玩具、餐具等，根据情况分别采取洗、晒、烫、煮、烧等消毒，且不与健康人共用。同时还要勤换衣被，保持皮肤清洁。

3. 多吃能清热利湿的食物，如苦瓜、冬瓜、绿豆、马齿苋、荸荠、蒲公英、莲子（带心）、薏米、芦根、白茅根、鱼腥草等。忌食辛辣、油腻、鱼、虾、海鲜等。

4. 注意病情变化。如发现出疹后持续高热不退、咳喘，或呕吐、头痛、烦躁不安，或嗜睡、惊厥时，应及时送医院就诊。

5. 避免用手抓破疱疹。特别是注意不要抓破面部的痘疹，以免引起化脓感染，若病变损伤较深，有可能留下瘢痕。为了防止这一情况发生，要把孩子的指甲剪短，保持手部清洁。

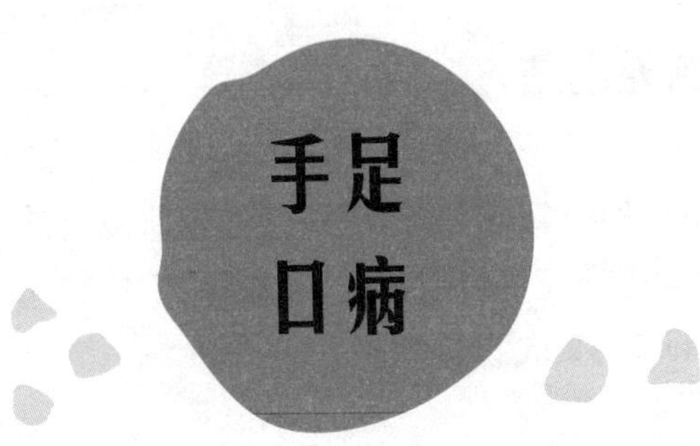

手足口病

每年的4～9月都是手足口病的高发期。手足口病多发于学龄前儿童，5岁以内发病率最高。手足口病的主要症状为发热、口腔溃疡、疼痛、口臭、流涎、拒食、厌食、烦躁不安、咽充血、扁桃体肿大、手足心可见皮疹，先为红色斑丘疹，很快即转为水疱疹，皮疹可在一周内消退，不遗留色素沉着、脱屑或瘢痕。由于“水疱疹”的症状会让部分家长误以为是出水痘，往往耽误了病情。

普通病例多急性起病，发热、口痛、厌食、口腔黏膜出现散在疱疹或溃疡，位于舌、颊黏膜及硬腭等处为多，也可波及软腭、牙龈、扁桃体和咽部。手、足、臀部、臂部、腿部出现斑丘疹，后转为疱疹，疱疹周围可有炎性红晕，疱内液体较少。手足部较多，掌背面均有。皮疹数少则几个多则几十个。消退后不留痕迹，无色素沉着。部分病例不典型，仅表现为皮疹，如单一部位或仅表现为斑丘疹。手足口病多在一周内痊愈，预后良好。

中医认为手足口病多是内有脾胃湿热，外感时邪疫毒所致。用清热利湿法治疗手足口病，具有很好的疗效。

西瓜翠衣汤

组方： 鲜西瓜皮（切碎）200g、金银花6g、白扁豆（打碎）6g、厚朴5g、生姜2片。

用法： 水煎30分钟。内服。

功效： 清热、健脾、化湿。

主治： 手足口病初期发热、手足口疱疹、颜色发红、有水疱者。

按语： 西瓜皮味甘、性寒，入胃经，能清热解暑、泻热除烦，用于解暑热烦渴、小便不利等。《丹溪心法》曰："治口疮甚者，西瓜皮烧灰敷之。"《要药分剂》："能解皮肤间热。"《本草再新》曰："能化热除烦，去风利湿。"

薏米扁豆绿豆粥

组方： 生薏米30g、扁豆（打碎）10g、绿豆30g、冰糖适量。

用法： 煮粥。食用。

功效： 健脾、化湿、清热。

主治： 手足口病的预防。

按语： 在手足口病流行时，可以服用本方，尤其是素有脾胃虚弱的小儿，具有一定的预防功效。

金银花水漱口法

组方： 金银花 6g、生地 6g、绿豆 6g、乌梅 5g、甘草 5g、竹叶 5g，冰糖或白糖适量。

方法： 水煎 15 分钟左右，倒出药液，然后加适量冰糖或白糖。每次可用小汤匙或奶瓶将药汁一滴一滴地滴进口中，使药汁经过患儿口舌部，并缓缓咽下，每次服用 10 ~ 20ml，每日 2 ~ 3 次。连续服用 1 ~ 3 日即可。

功效： 清热解毒、利水渗湿。

主治： 手足口病口腔疱疹较多、色红、起水疱、热毒较盛、难以下咽者。

退热良方三根汤

组方： 白茅根 30g、葛根 30g、芦根 30g。

方法： 水煎 30 分钟。

方解： 葛根入脾胃，生津止渴、解肌退热；芦根清热化湿，一药两用；白茅根清热凉血，疱疹是湿热疫毒损伤皮肉，则血分必然有热，所以用白茅根清热凉血退热。

功效： 解肌退热、清热利湿。

主治： 手足口病，证属湿热外邪所致发热、烦躁不安、口干口渴、大便干、小便黄等。

按语： 本方三根汤，不仅治疗手足口病，也可以治疗风热感冒（夹杂湿邪尤为合适），或湿热证所致的发热。记得几年前，曾治疗一位日本小朋友的发热。当时是高热 40℃，并持续

3日不退。因其服用中药尚不能完全接受，遂给予三根汤治疗，用开水泡，然后内服。10日后，得知消息，疗效很好，服用后不久就退热，体温平复。盖温病需考虑热邪伤阴。高热持续3日不退，无论寒热，此时主要的问题是“伤阴耗气”，故需急“救阴液”。若津液不足，则热难退，王冰也说过“寒之不寒乃无水也”。若津液充足，则热势不会太高，犹临海城市，夏天虽炎热，气温仍不会太高。三根汤的三味药药量大，在解肌退热化湿的同时，养阴生津力足，以“水克火”，故可速退高热。

小儿推拿助恢复

1. 清热养阴 清天河水5～10分钟；清肺经、清肝经各5分钟；揉涌泉、补肾经各1分钟。

2. 健脾化湿 揉足三里、清补脾胃经各3～5分钟。

3. 利水渗湿 清大肠、清小肠、揉三阴交穴各2～3分钟。

手足口病验方

组方：滑石、薏苡仁、葛根各12g，藿香（后下）、茵陈、茯苓各9g，厚朴、炒栀子、连翘、生甘草各6g。

用法：开锅后小火煎煮25分钟放藿香，再煎煮5分钟。

方解：用辛凉之连翘清热透热；用滑石、甘草、茯苓甘寒清利湿热；用炒栀子苦寒清热；用藿香、厚朴醒脾、健脾；用葛根解肌透热，生津止渴。

功效： 清热化湿、解肌退热。

主治： 小儿手足口病，症见发热不退，手足口等出现小疱疹或小溃疡、红、痒。临证酌量增减。

注意： 本方也可以预防手足口病。方法是将上述药物研成极细末，每次取 3～6g，用纱布或茶包包住，泡茶喝或煎水喝，每日 2～3 次即可。

反馈选摘：

@蕉糖 ×××：前些天，宝贝换了手足口病，想起曾经在新浪微博 @百会中医上看到这个方子，就去药店花了不到 14 元，抓了 4 剂。很神奇，吃完就好了。而且宝贝说药不苦，谢谢。

@美好 ×××：娃上周得了手足口病，用了 4 服药，完全好了，药也基本不苦，谢谢范医生。

@快乐 ××：范医生，上个星期我妹妹也得了手足口病，用了这个药方就好了，再来感谢。

@豆豆 ×××：小宝两岁半，手足口病，我减了 1/3，三服药才 9 块钱，今天最后一服，现已痊愈。谢谢范医生。

做个香囊来预防

组方： 金银花、薄荷、白芷、藿香、佩兰、艾叶各 10g。

用法： 将上述中药，打成细粉，然后装在香囊里面，随身佩戴。

功效： 芳香辟秽、化湿祛浊。

主治：手足口病流行期间的预防。

注意：香囊的香味比较浓烈，对孕妇会造成一定影响。故家有孕妇者，应慎重使用或不用。

按语：做个香囊能不能预防手足口病呢？也是可以的。因为手足口病的核心是湿和热。临床上可以选用一些带有香气的药物，组成香囊，用芳香化湿法，将湿气祛除以后，就可以达到预防手足口病的目的。

中成药

甘露消毒丹：甘露消毒丹由滑石、淡黄芩、绵茵陈、石菖蒲、川贝母、木通、藿香、连翘、白蔻仁、薄荷、射干组成，具有清热利湿、化浊解毒的功效，善治湿温、时疫，邪留气分，湿热并重之证。故对于湿热所致手足口病尤为适宜。

六一散：六一散由滑石、甘草组成，具有清利暑湿热的作用，可以辅助治疗手足口病所致发热、疱疹。

日常注意

1. 饮食方面。多吃绿豆、冬瓜、薏米、莲子、苦瓜、马齿苋、芦根、白茅根、葛根等清热化湿的食物。少吃或不吃辛辣、肉食、油腻、鱼、虾、海鲜等发物，以免加重病情。

2. 注意隔离。患儿应早期隔离，直到发热已退，疱疹结痂为止，一般不少于病后1周。手足口病潜伏期多为2～10天，平均3～5天。故与手足口病患者密切接触过的儿童，应隔离观察1周。

3. 加强预防。手足口病主要发生在5岁以下的儿童，所以婴幼儿应加强保护和防范工作。

4. 注意消毒。将儿童常用的餐具开水烫过，器具、衣物被褥、玩具等暴晒消毒。并多开窗子，加强空气流通。

5. 平时应多晒太阳、散步，加强体育锻炼，增强身体素质，提高免疫力和抵抗力。少去拥挤的公共场所。

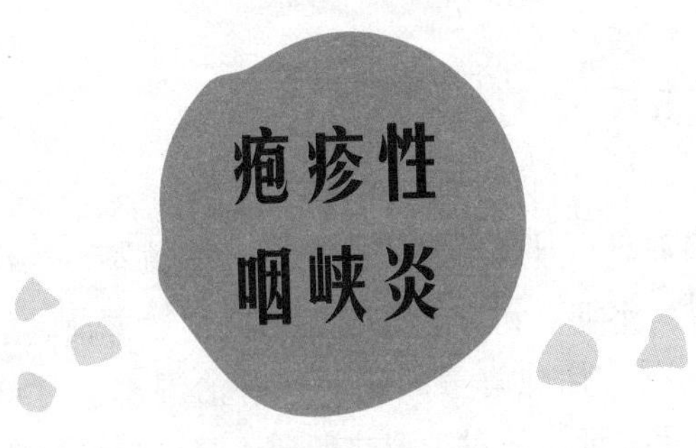

疱疹性咽峡炎

疱疹性咽峡炎是由肠道病毒引起的疾病。特征为急起的发热和喉痛，在软腭的后部、咽、扁桃体等处可见红色的晕斑，周围有特征性的水疱疹或白色丘疹。

每年夏秋季，即4～9月为疱疹性咽峡炎的高发季节，主要侵袭1～7岁儿童。一般病程4～6日，重者可至2周。该病主要表现为急骤发热，可持续高热或反复高热，咽痛，吞咽时尤甚，有时诉头痛、腹痛或肌痛；血常规检查大多是血细胞计数正常或略低。起病2日内口腔黏膜出现少数（很少多于12个）小的（直径1～2mm）灰白色疱疹，周围绕以红晕，多见于扁桃体前部，但也可位于软腭、扁桃体、悬雍垂、舌部等，在以后的24小时内水疱破溃变为浅溃疡，直径一般在5mm以下，1～5日内愈合。

中医认为，疱疹性咽峡炎多为肺脾湿热，外感时邪疫毒所致。发病部位是咽部，为肺部之所主。咽为肺系，脾经“连舌本，散舌下”，均说明了疱疹性咽峡炎与肺脾有关。且儿童脏腑功能较弱，易受外邪侵袭，导致湿热滞于肺脾而发病。

金银花胖大海西瓜皮饮

组方： 金银花10g、胖大海10g、鲜西瓜皮（切碎）100g。

用法： 水煎30分钟。内服。

功效： 清肺利咽、清热化湿。

主治： 发病初期发热、咽喉疱疹、颜色发红、有水疱者。

胖大海漱口法

组方： 胖大海10g、金银花10g、乌梅5g、陈皮5g、甘草3g，冰糖或白糖适量。

方法： 水煎15分钟左右，倒出药液，然后加适量冰糖或白糖。每次可用小汤匙或奶瓶将药汁一滴一滴地滴进口中，使药汁经过患儿口舌部，并缓缓咽下，每次服用10～20ml，每日2～3次。连续服用1～3日即可。

功效： 清热解毒、利水渗湿。

主治： 疱疹性咽峡炎，症见咽喉疱疹较多、色红、起水疱、咽喉红肿疼痛严重，难以下咽者。

小儿推拿

1. 清热化湿 清天河水、清补脾经、退六腑各500次，清心经300次。

2. 清热利咽 掐少商、商阳穴各5次。

3. 利水渗湿 揉三阴交、揉中脘、揉足三里各3分钟。

三根汤

组方：白茅根30g、葛根30g、芦根30g。

用法：水煎30分钟。

功效：解肌退热、祛湿利咽。

主治：疱疹性咽峡炎，证属湿热外邪所致发热、咽喉疱疹、红肿疼痛、烦躁不安、口干口渴、大便干、小便黄等。

薏米扁豆绿豆粥

组方：生薏米30g、扁豆10g、绿豆30g，冰糖适量。

用法：煮粥。调服。

功效：健脾益气、清热化湿。

主治：在疱疹性咽峡炎发作期间，对素有脾胃虚弱的小儿，具有一定的预防功效。

肚脐贴敷疗法

组方：甘草6g、冰片2g、滑石20g。

用法：上药共研为末。每次取5g左右，用温水调成糊状，放在肚脐。然后外面用纱布或胶布固定。每次贴敷2小时，每日1次，连续2～4日。

功效：化湿清热。

主治：疱疹性咽峡炎，证属湿热，症见咽喉疼痛、口水比较多、口气比较重、口臭、大便干。

疱疹性咽峡炎方

组方：桑叶、滑石、黄芩、连翘各12g，白豆蔻（后下）、茯苓、玄参、射干、厚朴各9g，炒杏仁、桔梗、竹叶、甘草各6g，生姜5片。

用法：加水大约900ml，提前泡30分钟，大火开锅后换用小火煎煮25分钟，然后再放白豆蔻，继续煎煮5分钟即可出锅，煎煮一次即可，煎煮出来300～500ml药液，分成2～3次服用。

方解：用辛凉之连翘、桑叶清热透热；用黄芩泻肺热；用滑石、甘草、茯苓甘寒清利湿热；用玄参、射干、桔梗清热利咽；用杏仁宣肺化湿，用厚朴、白豆蔻、生姜温脾、醒脾、健脾化湿；用竹叶利湿从小便而走。

功效：清热化湿、解毒利咽。

主治：小儿疱疹性咽峡炎，症见突然发热和喉痛，咽后部、扁桃体等处可见红晕斑，周围有特征性的红色水疱疹或白色丘疹。

注意：以上为6岁儿童用量，连续服用2～4日。临证请酌量增减。

日常注意

1. 饮食方面。多吃葛根、绿豆、冬瓜、薏米、莲子（带心）、赤小豆、苦瓜、马齿苋、金银花等清热化湿的食物。少吃或不吃辛辣、肉食、油腻、鱼、虾、海鲜等发物，以免加重病情。

2. 注意隔离。疱疹性咽峡炎感染性强，传播快，呈散发或流行性，故应采取隔离措施，避免交叉感染。患儿应早期隔离，直到发热已退，疱疹结痂为止，一般不少于病后1周。与疱疹性咽峡炎患者密切接触过的儿童，应隔离观察1周。

3. 反复出现高热不退，应及时去医院就诊。

4. 注意消毒。将儿童常用的餐具开水烫过，器具、衣物、被褥、玩具等暴晒消毒。并多开窗户，加强空气流通。

5. 少去拥挤的公共场所。平时应多晒太阳、散步，加强体育锻炼，增强身体素质，提高免疫力和抵抗力。

6. 婴幼儿是疱疹性咽峡炎的高发人群，应加强保护和防范工作。

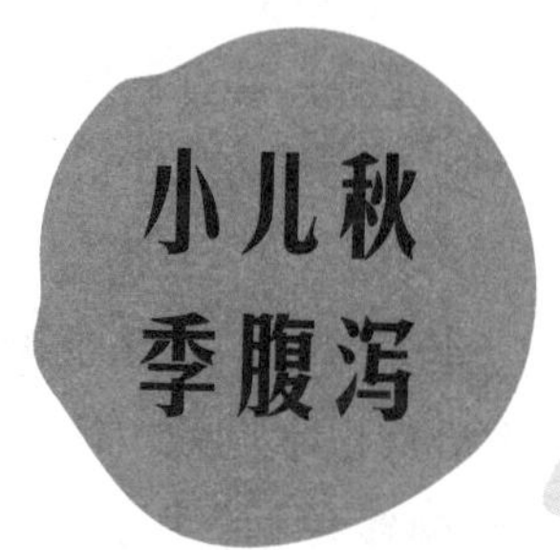

小儿秋季腹泻

夏末秋初的 9 ~ 11 月份是小儿秋季腹泻的高发季节。本病好发于婴幼儿，是一种由轮状病毒引起的急性肠炎，发病急、病情重。典型特征为：发热、呕吐多、腹泻频，排洗米水样或蛋花汤样水便。若不及时治疗，易出现严重脱水，甚至休克。

中医认为小儿秋季腹泻与湿热之邪有关，为湿热泄泻。病机为湿热下注于脾胃、大小肠。儿童脾胃柔弱，不能运化水湿，导致水湿热邪蕴结胃肠，水谷不分，合流于下，而成泄泻。临床上常用清热利湿法治疗。

车前子粥

组方：车前子（包煎）30g、小米 30g。

用法：①将车前子用纱布包住，然后和小米一起放在锅里，熬成粥后再将车前子去掉，吃粥。②或者先将小米熬成粥，再将车前子研成细末，每次取 3 ~ 6g 粉末搅拌在小米粥里，食用。

功效：清热利湿、健脾护胃。

主治：小儿秋季腹泻，症见大便黄褐色、臭秽、肛门灼热、肛门发红、发热、口苦、口臭等。

按语：车前草味甘、性寒，具有利尿、清热、明目、祛痰的功效。车前子的效果要好于车前草，适合治疗这种湿热型的腹泻。

来源：《苏沈良方》记载，有一次大文豪欧阳修得了急性腹泻症，请太医院的医生治疗也不见效。他夫人说，集市上有人卖治疗腹泻的药，三文铜钱一帖，服过此药的人都说效果很好，何不去买一帖吃吃看。欧阳修说："咱们这些人的体质，和一般的劳动之人不一样，他们敢吃的药，我们却不可轻试，以免产生意外。"可是他的夫人却瞒着他买了一帖，搅在太医院医生处方的药剂中，给欧阳修服下。结果，一剂药下，欧阳修的腹泻就全好了。病好以后，欧阳修的夫人才把实情告诉他，欧阳修听后忙命人把卖药的叫来，许以重金求其秘方。卖药人经百般请求，才说："这方是用车前子一味，碾成细末，每服二钱，搅在稀米粥里服下，治疗水泻（解水样便）很灵验。"

连梅饮

组方：乌梅 5g、甘草 3g、黄连 1g。

用法：水煎 30 分钟后，代茶饮。

功效：可以清热祛湿。

主治：小儿秋季腹泻，证属湿热者。

食疗方

组方：葛根 30g、金银花 6g、生薏苡仁 10g、绿豆 10g、陈皮 6g、竹叶 5g、生姜 2 片。

用法：加 1000ml 清水，浸泡 30 分钟。大火烧开之后，再改用小火煮 30 分钟，去渣，内服。

功效：益气升提、清热化湿、行气止泻。

主治：小儿秋季腹泻，证属湿热者。

肚脐贴敷法

组方：木香 10g、苦参 60g。

用法：将上药共研细末，贮瓶备用。用时取药末 5g，用温开水调如糊状，敷于肚脐上，外盖以纱布，胶布固定。每日换药 1 次。

功效：行气燥湿、清热止泻。

主治：湿热型泄泻。又可以治疗湿热痢疾。

小儿推拿

1. 清利脾胃、大肠湿热　清补脾经300次、清大肠300次。

2. 运脾化湿　顺时针摩腹 10 分钟。

3. 利小便以实大便　清小肠 100 次。

4. 调肠止泻　揉天枢 2 分钟，揉龟尾、推下七节骨各 100 次。

5. 随证加减　①发热重加清天河水 500 次；②伤津重者加补肾经 300 次，揉足三里、涌泉各 3～5 分钟；③呕吐者加揉中脘 5 分钟。

日常注意

1. 饮食方面。应多吃莲子、芡实、红小豆、绿豆、冬瓜、薏米、莲子、苦瓜、山药、葛根、高粱米等清热化湿、止泻的食物。少吃或不吃辛辣、肉食、油腻、鱼、虾、海鲜等发物，以免加重病情。

2. 预防脱水。因腹泻容易造成脱水，故应多喝温热的淡盐糖水。注意不喝冷水。若是反复出现腹泻十余次、眼窝凹陷、皮肤松弛等脱水表现者，或高热不退等严重病症，应及时去医院就诊。

3. 腹部注意防寒保暖。秋季气温变化大，忽冷忽热。气候变化引起感冒、腹部受凉以及各种感染也可导致腹泻。

4. 不能乱吃止泻药。

5. 不要乱吃抗生素。抗生素主要用于杀灭细菌，而秋季腹泻由轮状病毒感染引起，服用抗生素不但没有效果，还会扰乱肠道正常菌群的生长。

6. 保护臀部。每次便后或腹泻以后都要为患儿清洗臀部，防止发生尿布皮炎。外面再涂些油脂类的药膏，以防被粪便尿液浸渍而出现“红屁股”。

7. 若是有呕吐者，可以在呕吐两三小时以后缓缓进食，由少到多。

流行性腮腺炎

流行性腮腺炎，俗称痄腮，多为病毒性腮腺炎。临床以起病急、发热、耳下腮部弥漫性肿胀疼痛为特征，严重者可以并发脑炎（高热、神昏、抽搐）或睾丸炎。多发生在 3 ~ 8 岁小儿，青少年也可以见到。本病一年四季均可发病，但以冬春季节多见。

中医认为本病多为风温和邪毒疫疠之气，由表入里，蕴结于少阳经脉所过的耳下腮腺所致。临床上多以清热解毒、消肿散结为治疗大法。

食疗方

组方： 蒲公英 20g、野菊花 20g、紫花地丁 20g。

用法： 煮水喝。

方解： 蒲公英可作野菜食用，风味独特，其味甘微苦、性寒，可清热解毒、消肿散结，治疗热毒壅盛之证，如痄腮、结膜炎、咽喉红肿疼痛、蚊虫叮咬等。野菊花味苦，性微寒，可以清热解毒、疏风散热、散瘀明目、降血压。用于治疗无名肿毒、痈疖疔疮等病症。紫花地丁，嫩叶可作野菜，其味苦、性寒，归心、肺经，具有清热解毒、凉血消肿、清热利湿的功效，主治疔疮、痈肿、瘰疬等。

功效：清热解毒、散结消肿。

主治：用于儿童流行性腮腺炎，局部红肿疼痛者。

柴胡葛根汤加味

组方：柴胡9g、葛根9g、黄芩9g、连翘9g，生石膏（先煎）20g、桔梗6g、甘草6g、升麻9g、牛蒡子6g、天花粉9g、陈皮9g、生姜5片。

用法：生石膏先煎40分钟，然后放其他药，再煎煮20分钟即可。连服数日。

方解：方中柴胡入少阳经以泄热透表，葛根入阳明经以解肌发表，二药为君，透散少阳、阳明二经之邪热，且可解毒散结，桔梗宣通肺气，引药上行，合用则解肌透邪之力更强；石膏内消肺胃之火、外解肌表之热，花粉清热生津，黄芩清热燥湿，三药合用，共为佐药，使入里之热毒得以清解；甘草调和诸药，清热解毒，是为使药。

功效：疏风清热、散结消肿、清热解毒、疏解少阳。

主治：流行性腮腺炎，证属温热毒邪蕴结少阳，症见发热、耳下腮部弥漫性肿胀疼痛等。

小儿推拿法

1. 清天河水、清肺经、清肝经各500次，若是发热高就加退六腑500次。

2. 掐按少商、商阳、关冲，指力由轻到重，每穴3分钟。

3. 按压大椎、曲池、合谷，指力要稍重，每穴3分钟。

4. **清热泻火** 上提耳尖100次。

5. **滋阴补肾，引火下行** 揉涌泉3分钟。

按语：小儿推拿可以清热解毒通络，早期治疗效果较好，本病属于急性传染性疾病，患者应隔离治疗，以防传染。

仙人掌外涂法

组方：新鲜仙人掌1大块。

用法：将仙人掌去刺以后，捣烂成泥，或者切成薄片，贴敷在肿痛的部位。每次贴敷2～3小时，每日更换2～3次。连续3～5日。

功效：清热解毒、散结消肿。

主治：流行性腮腺炎，局部红肿疼痛者。

生大黄粉外敷法

组方：生大黄50g。

用法：将生大黄磨成细粉。每次取5～10g，用醋调成糊状，贴敷在腮腺周围肿痛处，外面用纱布和胶布固定。每次外敷2～3小时，每日2～3次。连续2～3日以后，红肿疼痛即可缓解。

功效：清热泻火、消肿止痛。

主治：流行性腮腺炎，局部红肿疼痛明显者。

耳穴疗法

取穴：腮腺、耳尖、神门。

方法：将王不留行籽分别压在这些耳穴敏感点处，每次按摩3～5分钟，每日3～5次，连续3～5日。

功效：消肿止痛。

主治：流行性腮腺炎，局部疼痛明显者。

涌泉贴敷法

组方：吴茱萸10g。

用法：研成极细粉末，用醋调成糊状，贴敷双足涌泉穴，外面用纱布包住固定。连续贴敷一日。可以辅助退热。

功效：引火下行。

主治：流行性腮腺炎，局部红肿疼痛。

日常注意

1. 饮食清淡。多吃蔬菜、水果，少吃或不吃辛辣、肉食、油腻、鱼、虾、海鲜等发物，以免加重病情。

2. 多吃一些清热解毒的食物，如马齿苋、蒲公英、绿豆、赤小豆、豌豆、荠菜、南瓜、野菊花、菊花、金银花、薄荷、苦菜、苦瓜、芹菜等。

3. 防寒保暖。冬春季节是流行性腮腺炎的高发季节，也要注意防寒保暖。

第8章 其他疾病

除了前面各章节中介绍的儿童常见疾病之外，尚有许多难以归类的疾病，就列在本章中。正如《史记·扁鹊仓公列传》所曰：“人之所病，病疾多。”儿童生病也是多种多样，例如打鼾、地图舌、晕车、上火、免疫力低下等，很多疾病困扰着儿童及家长。更有一些突如其来的疾病，如晕车、蚊虫叮咬、水土不服等，也对儿童健康造成极大影响。“凡事预则立，不预则废”，对这些疾病也需做好预防和治疗工作。

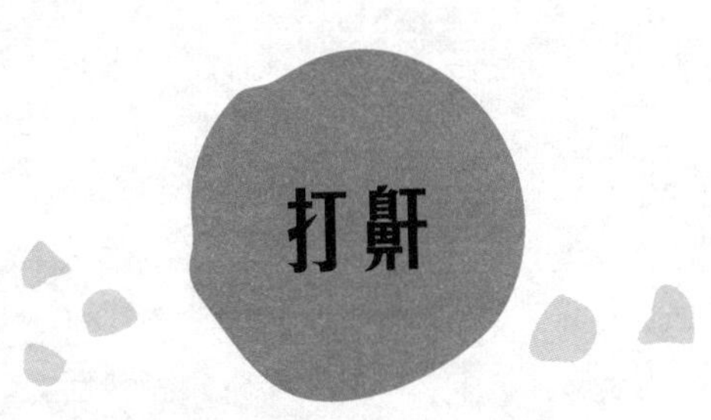

打鼾

很多儿童睡觉常常出现轻微打鼾、张口呼吸，平常说话带鼻音、长期鼻塞、喷嚏、流涕等症状。许多家长认为：这不是很正常吗？好多小孩儿都睡觉打呼噜，张口呼吸呀。就因太平常，所以才容易忽视它。实际上打鼾（打呼噜）是健康的大敌。儿童经常打鼾，往往白天昏昏沉沉、精神欠佳、记忆力减退、学习成绩下降、面部发育异常（上唇上翘、上齿外龇、上腭较高、表情呆滞）。严重者还会出现呼吸反复暂停，造成大脑严重缺氧，形成低氧血症，对智力发育造成影响。

一般情况下，打鼾的常见原因有如下 4 种情况：①肺脾痰热；②腺样体肥大，鼻腔堵塞致打鼾；③感冒鼻塞：张口呼吸而致打鼾，需要治疗感冒；④脾肾气血亏虚：气血虚甚则痰浊上泛，口闭合无力，出现张口，故致打鼾，方用六君子合六味地黄汤等。

苏叶姜枣汤

组方：苏叶 6g、浙贝 6g、金银花 6g、生姜 3 片、大枣（剥开）3 个。

用法：水煎 15 分钟。内服。

功效：散寒通窍，内清郁热，兼化痰湿。

主治：感冒以后出现轻微打呼噜，鼻塞不通所致者。

三子薏米粥

组方：生薏米60g、苏子6g、白芥子6g、炒莱菔子6g。

用法：将苏子、白芥子、炒莱菔子用纱布包住，然后和薏米放在锅中煮粥。熬成粥以后，将苏子、白芥子、莱菔子去掉，然后吃粥。也可以加适量红糖或白糖。

功效：化痰通窍、健脾化湿。

主治：脾胃痰湿所致打鼾。常见鼾声沉重、形体肥胖。

按语：吴鞠通曰："鼾为土音。"即打鼾为脾胃痰湿。故以三子薏米粥化痰湿、健脾胃，治疗打鼾。

薏苡山药牛蒡粥

组方：山药、薏苡仁各30g，牛蒡子10g。

用法：将牛蒡子用纱布包住，然后和山药、薏苡仁同放入锅中，煮为稀粥，服食。每日1～2次。连续服用半个月以上。

功效：健脾化湿、祛痰利咽。

主治：用于小儿打鼾，脾虚痰热者。常见儿童身体体质较弱，易疲劳乏力，又容易出现痰多色黄黏稠、咽喉红肿疼痛者。

按语：牛蒡子为辛凉发散风热药，性凉而滑利，有明显的清利咽喉的功效。《医学启源》记载临床用以利咽膈。张锡纯说："牛蒡子入足阳明胃经，主治咽喉病症。"

小儿推拿法

1. 补脾经 500 次，推三关、补肺经各 300 次。
2. 运内八卦、揉中脘、揉足三里各 3 分钟。
3. 清天河水、补肾经各 300 次。
4. 捏脊 5 次。
5. 温阳益气，强壮身体　摩身柱穴 10 分钟。用手掌以身柱穴为中心顺时针方向摩，速度可以稍快一些。连续摩 10 分钟左右。每日 1 次。

艾灸法

1. 艾灸迎香、印堂、上星穴各 3 分钟。能温通经络、散寒通窍。
2. 艾灸大椎、肺俞 10 分钟。可以温阳散寒、增强体质。
3. 艾灸涌泉、太溪穴各 1 分钟。可养阴生津、引火下行。
4. 艾灸足三里、肾俞、命门穴各 3 分钟。可以温阳补肾、健脾化湿。

中成药

可以平胃散合生脉饮口服液合用；或香砂六君子与六味地黄丸合用。

日常注意

1. 多晒太阳。
2. 打鼾重者难以自愈，需要及时就医。
3. 宜多锻炼身体、增强体质、提高身体素质。
4. 按时休息，不要熬夜；少看手机、电脑、电视等。
5. 多吃健脾化痰、散寒通窍的食物，如莲子、山药、薏米、苦瓜、生姜、大枣、芡实、苏叶、荆芥苗；不吃油腻、肉食、鱼、虾、海鲜等。

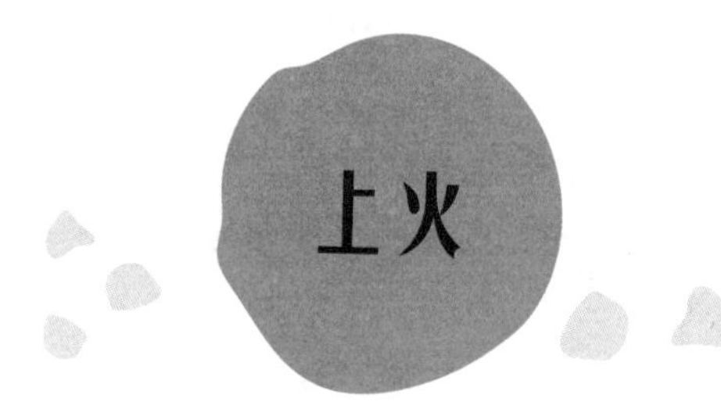

上火

上火是指由于人体阳气偏盛，阳热有余，或阴气不足、阳气偏亢，阳热相对有余，从而产生的一种阳热偏盛，表现为火热之象的一类病证。火热炎上常常可以见到面红、头晕头胀、眼睛胀痛红肿、口角糜烂、口干舌燥、牙龈肿痛、咽喉红肿等。

茶饮方

组方：菊花、金银花、西洋参、麦冬、胖大海各3g。

用法：泡茶喝，代茶饮，频频服用。

功效：益气养阴、清热去火。

主治：肝火、肺火上炎所致咽喉肿痛、头晕胀痛、目赤肿痛等。

上火分治法

1. 莲子心3g，泡茶喝。治疗心火旺盛，症见心烦意躁、难以入睡、口舌生疮等。

2. 菊花3g，泡茶喝。治疗肝火、肺火旺盛，症见眼睛干痒不适、咳嗽、偏头痛、内侧头部胀跳感、急躁易怒、易发脾气、心胸烦闷等。

3. 蒲公英30g，水煎内服，治疗胃火旺盛。症见口渴喜饮、牙龈肿痛、舌苔剥落、口苦口臭、大便偏干、小便发黄。

4. 胖大海6g，泡茶喝。治疗肺火、胃火上炎所致咽喉肿痛。

5. 菊花6g、百合6g、麦冬6g，泡水喝。治疗肺火旺盛，症见咽喉红肿疼痛、容易咳嗽、干咳无痰或痰少而黏、口干口渴、大便偏干、小便发黄等。

6. 绿豆30g，水煎10分钟，内服，治疗胃火上炎所致口腔溃疡、牙龈肿痛。

涌泉贴敷法

组方： 肉桂粉或大蒜片。

用法： 贴敷涌泉穴。每次2小时。每日1次，连续2～3日。

功效： 引火下行。

主治： 火旺上行所致口疮、咽喉干痛不适、口渴、面色发红、腰酸乏力、手足心热。

小儿推拿法

1. 清天河水、清肺经、清肝经、清心经各300次。
2. 清胃经、清大肠、清小肠各200次。
3. 揉涌泉3分钟。

中成药

孩子脾气大，一给不到自己想要的东西，就急躁易怒，摔东西，面色通红等，此为心火、肝火旺盛，可以服用加味逍遥丸。

脾胃有热或肺热等可以用牛黄上清丸、三黄片、保和丸、小儿七星茶颗粒等。

日常注意

1. 多吃清热凉润的食物，如莲藕、百合、麦冬、莲子（带心）、荸荠、甘蔗、枸杞、银耳、苦瓜、梨、川贝、鱼腥草、蒲公英等。

2. 饮食不吃辛辣、油腻、性温而燥的鱼、虾等食物。所谓“鱼生火，肉生痰”，所言非虚。

3. 天气干燥、气温炎热时，多食疗。例如秋季燥热易上火，平时多吃梨、百合等。

4. 避免劳累太过，劳倦内伤，导致虚火上炎。

5. 平时睡眠太晚，也需要常常揉涌泉、太溪穴（足内侧，内踝尖后方与脚后跟跟腱之间的中点或凹陷处），以滋阴清热、降火。

6. 情绪保持稳定，以免肝火旺盛。

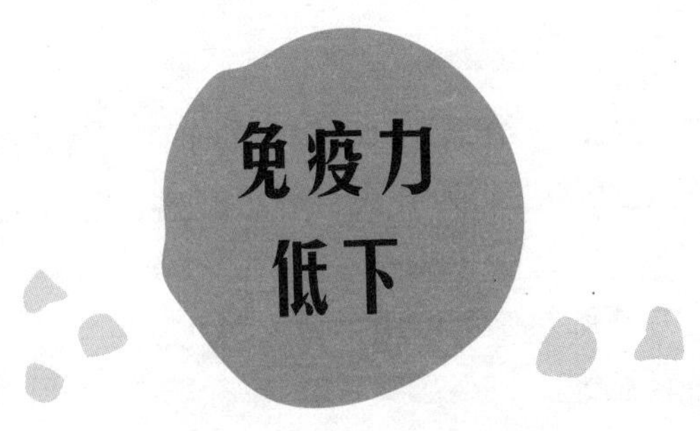

免疫力低下

免疫力是识别和消灭外来入侵异物（病毒、细菌等），处理衰老、损伤、死亡、变性的自身细胞以及体内突变细胞和病毒感染细胞的能力。免疫力低下极易招致细菌、病毒、真菌等感染，容易生病。常见表现：①反复生病：感冒、扁桃体炎、哮喘、支气管炎、肺炎、腹泻等；②身体虚弱：因经常患病，加重了机体消耗，所以一般有体质虚弱、营养不良、精神萎靡、疲乏无力、食欲降低、睡眠障碍等表现。

儿童免疫力低下者，往往生病、打针、吃药就成了家常便饭。每次生病都要很长时间才能恢复，而且常常反复发作。严重者导致身体和智力发育不良，还易诱发重大疾病。

中医认为免疫力低下与脾肾亏虚、阳气不足有关。小儿“五脏六腑，成而未全，全而未壮”。脾胃为后天之本，为气血生化之源，气血亏虚，则会导致肌表卫外不固，进而出现感冒发热，腹泻，消化不良等病症。肾气为先天之本，是先天因素。先天的体质好不好与肾气是否充足有关。肾气足，体质好，不容易生病。中医治疗免疫力低下主要从健脾和胃、益气养血、补益肾精的角度入手。

黄精山药粳米粥

组方： 黄精 10g、山药 10g、粳米 50g。

用法： 一起煮粥，食用。

方解： 黄精，山区老百姓常把它当作蔬菜食用。黄精甘，平。归脾、肺、肾经。具有补气养阴、健脾、润肺、益肾功效，用于脾胃气虚，体倦乏力，胃阴不足，口干食少。黄精性味甘甜，食用爽口。生食、炖服既能充饥，又有健身之用，可令人气力倍增、肌肉充盈、骨髓坚强，对身体十分有益。山药能健脾益气。粳米补益脾胃。

功效：健脾和胃、益气养血。

主治：平素免疫力低下，证属气血亏虚者，常见容易感冒、食欲不好、身体消瘦、疲劳乏力，面色发白或发黄发黯。

芪归姜枣汤

组方：黄芪、当归、枸杞、陈皮各 3g，百合 6g，生姜 1 片，红枣（剥开）1 个。

用法：大火烧开后换用小火煎煮 30 分。每日 1 次，连续服用 2 ~ 3 周。

功效：益气养血、健脾补肾、润肺生津。

主治：平素免疫力低下，容易疲劳乏力，反复生病，体质较弱者。

甘草干姜汤

组方：炙甘草 10g、干姜 5g。

加减：若呕吐加苏子 6g、陈皮 6g；若大便溏稀加白扁豆、莲子各 6g；大便干加胖大海 6g。

用法：水煎 30 分钟。

功效：温肺化饮、温补脾胃、散寒止咳。

主治：肺胃虚寒，症见体质虚弱，容易感冒咳嗽，咳吐白痰或痰涎，量多清稀、食欲不振、自汗出、小便频数、遗尿、心烦、微恶寒怕冷、腹痛、腹胀等。

来源：《伤寒杂病论》。

身柱灸

取穴：身柱穴。该穴在背部，脊柱正中线上，第3胸椎棘突下凹陷中。取穴时低头，颈项部最突出的棘突就是第七颈椎棘突，再往下数3个椎体即为第3胸椎棘突，其下方凹陷处就是身柱穴。

方法：用艾条温和灸。由于宝宝不能及时准确地反映灼热程度，因此家长可将食中二指置于身柱穴两侧，通过用手指感知艾灸的温度来调整艾条与皮肤之间的距离。一般每次艾灸10～15分钟，几个月的小孩每次艾灸3～5分钟即可，开始时每日灸1次或者隔日灸1次，灸治1个月后，每周灸1次或每月灸1～2次即可。

功效：温阳益气、强壮身体。

主治：免疫力低下。

注意：防止烫伤。

按语：身柱灸是小儿保健灸的主要内容之一，被誉为“小儿百病之灸点”。身柱，含有全身之柱的意思，具有通阳理气、祛风退热、清心宁志、降逆止嗽的功效。针灸名家彭静山和费久治在《针灸秘验与绝招》中认为：身柱具有增加强壮作用。在冷天、大风天外出，或感冒流行季节，针灸身柱穴能起到预防感冒、抗高烧的作用，尤其适于平素先天不足或后天亏损者，经常容易感冒者，或常发低烧者。身柱灸能预防和治疗免疫力低下所致的感冒、发热、咳嗽、纳呆等病症，并能明显提高小儿的免疫力。

小儿推拿法

组方：推三关、补脾经各500次，摩腹5分钟（顺时针及逆时针各半），顺运内八卦300次，揉板门、补肾经、清肺经各200次，捏脊3～5遍。

注意：刚开始建议每日推拿一次，逐步增加间隔。等小儿体质较为稳定之后，可以仅用捏脊和摩腹就行了。

中成药

儿童身体虚弱，免疫力低下，容易感冒，体质差，容易出汗、没有胃口，挑食偏食等也可以配合中成药来治疗。

容易出汗，感冒者：可服用玉屏风散以健脾益气。

容易出现怕冷，时常流清鼻涕者：可服用金匮肾气丸以温阳益气。

容易疲劳乏力，体质弱，胃口差，挑食偏食者：可用八珍汤（粉、丸）以健脾和胃、益气养血。

容易积食者：吃保和丸以消食和中。

日常注意

1. 日常的饮食中多吃像核桃、蛋黄等含锌丰富的食物。
2. 多吃能健脾和胃、益气养血、健脾补肾的食物，如山药、莲子、芡实、桑椹、山楂、枸杞、核桃、小米、生姜、红枣等。尽量不吃生冷的食物，如冷饮、雪糕等。

3. 多吃补气类食物，如粳米、糯米、小米、黄米、大麦、山药、莜麦、籼米、马铃薯、大枣、胡萝卜、香菇、豆腐。

4. 免疫力低下也与外邪侵袭有关，故要注意防寒保暖、早睡早起。

5. 少看手机、电脑、电视等电子产品。

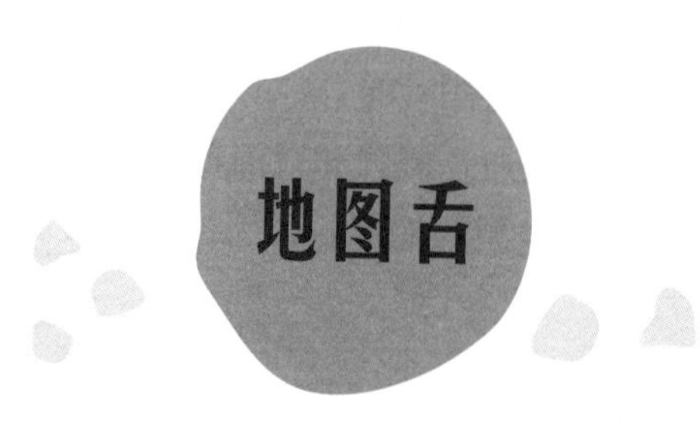

地图舌

舌苔，即舌背上一层薄白而润的苔状物，由脱落的角化上皮、唾液、细菌、食物碎屑及渗出的白细胞等组成。正常舌苔，一般薄白而均匀地平铺在舌面。舌苔大片剥落，边缘突起，界限清楚，剥落部位时时转移，称为“地图舌”。“有诸内者，必形诸外。”人体每一个部位所产生的变化，都有内在原因。常听一些家长反映：每次孩子出现地图舌，身体都会有些不适的症状，比如感冒咳嗽之类的。

中医认为舌苔由胃气所生，而五脏六腑皆禀气于胃，故舌苔的变化可反映胃气状况。当舌苔剥落时就会出现地图舌。有人统计大约2.5%的人群受此困扰。儿童地图舌常见两种情况：

1. **脾胃虚弱** 常见脾胃虚弱的表现：身体瘦弱，食欲不振，容易疲劳，便溏，小便清长，平时容易怕风，吹风着凉后很容易感冒，舌质淡红，舌苔剥落、薄白等。

2.脾胃阴亏 常见脾胃阴亏的表现：食欲旺盛，喜欢吃辣的食物，大便偏干、偏硬，容易盗汗、口干口渴，喜欢喝冷饮，急躁易怒，尿黄，舌质偏红，舌苔剥落、薄白或薄黄等。

黄精山药粳米粥

组方：黄精 10g、山药 10g、粳米 50g。

用法：一起煮粥，食用。

功效：补益脾胃气血，健脾和胃消食。

主治：适合各种类型的地图舌，无论脾胃虚弱或阴亏者皆可食用。

脾胃虚弱者食疗法

组方：太子参 6g，麦冬、薏米、山药、茯苓、莲子、陈皮各 6g，生姜 1 片，大枣（剥开）1 个。

用法：水煎服。连续服用 1～2 周。

功效：健脾益气、养阴生津。

主治：小儿脾胃虚弱地图舌。

脾胃阴亏者食疗法

组方：沙参、麦冬、生地、薏米、山药、茯苓、莲子各 6g。

用法：水煎服。连续服用 1～2 周。

功效：益气养阴、化湿健脾。

主治：小儿脾胃阴亏地图舌。

二宝粥

组方：薏苡仁、山药各60g，柿霜饼25g。

用法：将薏苡仁和山药，加水，煎煮至烂熟，再将柿霜饼切碎，调入溶化，随意服食。

功效：润肺益脾、滋阴清热。

主治：肺脾阴虚之地图舌。

按语：山药、薏苡仁均为清补脾肺之药；柿霜饼为柿霜熬成，可润肺益脾。用于脾肺阴虚，饮食懒进，虚热劳嗽等病症。

来源：《医学衷中参西录》。

中药敷脐法

组方：干姜6g、丁香6g、小茴香6g、吴茱萸6g、肉桂6g。

用法：将以上药物研成细末，每次取2～3g药粉撒入肚脐中，再滴上几滴温水，调成糊状，外面用纱布盖住，再用胶布固定。每日换药1次，连续用2周。

功效：健脾益气。

主治：脾胃虚弱地图舌，症见地图舌时大时小，面色萎黄、形体消瘦、食欲不振、大便溏泻，每遇消化不良或感冒病情加重，容易复发，甚至多年不愈。

小儿推拿法

1. **健脾益气** 清补脾经500次。

2. **行气理气、健脾和胃、消食化积** 顺时针摩腹或揉腹10分钟。

3. **养阴生津** 揉涌泉穴3分钟。

4. **调和脏腑气血** 捏脊5次。

中成药

脾胃虚弱者可以用参苓白术散治疗；平素容易感冒生病者可以用玉屏风散（颗粒）；脾胃阴虚者，可以用生脉饮口服液或六味地黄丸。

日常注意

1. 饮食方面。应多吃黄精、山药、芡实、莲藕、薏米、莲子、白扁豆、红小豆、绿豆、冬瓜、苦瓜等健脾益气、清热化湿的食物。少吃或不吃辛辣、肉食、油腻、鱼虾海鲜等发物，以免加重病情。

2. 有些患者地图舌日久，甚至长达数年以上，治疗周期较长，要有耐心。

3. 有些儿童反复出现地图舌，与微量元素缺乏有关。应检查微量元素，及时补充锌、钙等。

4. 有少数地图舌是先天性的，即生下来就是如此。对于这种地图舌不必过于担心，不用刻意治疗。

5. 避免劳累、早睡早起、锻炼身体、增强体质，对地图舌的恢复有一定帮助。

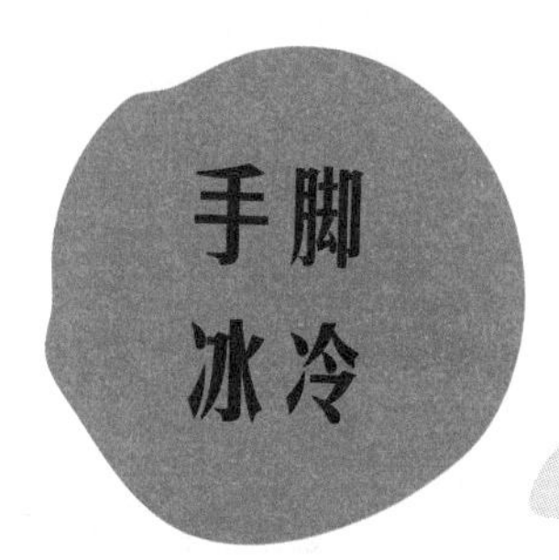

经常见到许多儿童，每到冬季手脚冰凉、怕冷、畏寒，甚至睡一晚上仍手足不温，亦有许多体质虚弱的儿童，每到冬季容易感冒生病。此皆是虚损劳怯，元气不足，阳虚外寒所致。该如何让阳气亏虚患者度过冬季之苦、手脚冰冷呢？需要补元气、补虚损、散寒气。

保元汤

组方： 黄芪 6g、太子参 6g、甘草 3g、肉桂 1g、生姜 1 片（如钱币大）。

加减法： 若舌淡、面色淡、血虚者加当归 3g、大枣（剥开）1 个；口苦口臭，大便干结加胖大海 6g；食欲不振加炒山楂 6g。

用法： 水煎 30 分钟，不拘时服。也可以将之煲汤服用。

连服数日。

功效： 温补元阳、益气养血、温通经脉。

主治： 手脚冰凉证属虚损劳怯、元气不足者，症见倦怠乏力、少气乏力、畏寒怕冷等。

艾灸法

取穴： 大椎、关元、肾俞、命门、足三里穴。

用法： 每个穴位用艾条灸 3 ~ 5 分钟。

功效： 温补肾阳、散寒通络。

主治： 针对阳气亏虚、肾虚疲惫严重者，症见手脚冰凉，常伴有经常性腹泻，容易疲劳、乏力、怕冷，容易感冒发热，反复不愈等。

推拿法

组方： 揉丹田、补肾经各 200 次，补脾经、补肺经各 100 次，擦大椎与两侧肺俞三角区 5 分钟，横擦腰骶部（肾俞、八髎穴）5 分钟，以透热为度。按揉百会、揉外劳、揉三阴交各 1 分钟。可每日晚上推拿一次。

方义： 揉丹田、补肾经、擦腰骶部，可以温补肾气、壮命门之火、固涩下元；补脾经、补肺经健脾益气，补肺脾气虚；按揉百会、揉外劳温阳升提；按揉三阴交以通调水道；擦大椎与两侧肺俞三角区可以温补卫阳。

主治： 阳气不足之手脚发凉，畏寒怕冷者。

艾叶水泡脚

组方：艾叶 30g。

方法：取艾叶，放在洗脚盆中，先加上开水浸泡 3 分钟。焖出药味儿后，再加适量凉水，将水温调到合适温度，然后泡脚 10～20 分钟即可。或者泡到身体微微发热，出汗亦可。每日 1～2 次，连续 2～3 日。

功效：祛风散寒、温阳益气。

主治：体质虚寒所致怕风怕冷、手足发凉、容易感冒等。

中成药

手脚冰凉、畏寒怕冷严重者，为肾阳不足、阳气亏虚，不能温煦四肢手足所致。甚至伴有尿频，下肢浮肿，此为阳不化水。对此则须温补元阳，益气养血，温通经脉。可用中成药金匮肾气丸，以补肾助阳。正所谓“益火之源，以消阴翳”。

日常注意

1. 冬天也要外出锻炼、活动等，不要一直待在温暖的室内。注意使身体微微汗出，不宜大汗出。

2. 多吃温热散寒的食物，如高粱、籼米、糯米、生姜、大枣、苏叶、大蒜、大葱、韭菜、山药、莲子、芡实等。

3. 多吃温阳益气类食物，如枸杞子、核桃仁、豇豆、丁香、刀豆、羊乳等。

Tips

冬季健康的秘诀

冬季健康的秘诀就是两个字：动与冻。动：天气暖和时多在户外活动。冻：多穿衣服，在保证身体保暖的情况下，在户外活动，感受冬天的寒冷。早在唐朝时，名医孙思邈就在《千金方》中明言："凡天和暖无风之时，令母将儿于日中嬉戏，数见风日，则血凝气刚、肌肉牢密、堪耐风寒、不致疾病。"待在家里，犹如温室的花朵，腠理疏松，不耐风寒，反而更易生病。

冬季养藏重在密。或曰：冬季不是养藏吗，怎么能在户外冻着呢？实际上这是不明白冬季养藏的含义。我们观察自然，树木在冬季形成的年轮虽然薄，但却很坚硬、结实，人亦应之。故冬季养藏的真正含义是使身体更结实、腠理更致密。而如何做到呢？就要像孙思邈说的，在做好防护的基础上，经历冬日的风寒。

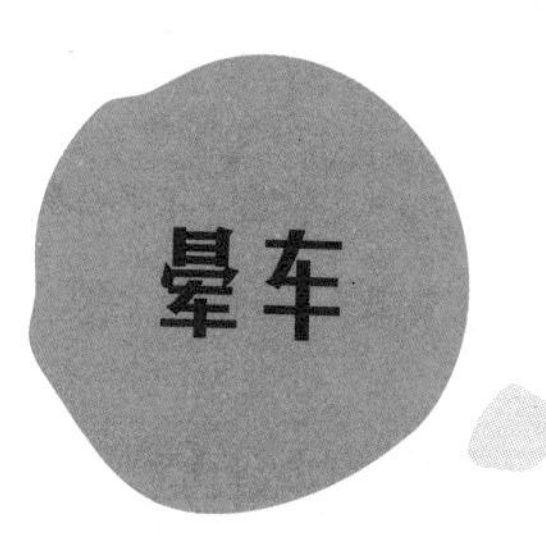

晕车

每带孩子乘车外出，尤其是节假日，往往会出现晕车现象。晕车是指乘坐车船、飞机等交通工具时，由于摇摆、颠簸、旋转、加速运动等所致疾病的统称。晕车时常常感觉上腹不适，继有恶心、面色苍白、出冷汗，旋即有眩晕、精神抑郁、唾液分泌增多和呕吐等症状。那么如何减轻和防治晕车呢？中医也有很多好办法。

橘皮竹茹茯苓生姜汤

组方： 橘皮 10g、竹茹 10g、茯苓 10g、生姜 2 片。

用法： 上药一起煮，用三碗水煮成一碗，然后在药液中加入适量红糖，缓缓服下，轻证呕吐很快即止。

功效： 行气化湿、降逆止呕。

主治： 晕车。症见头晕恶心、干哕呕吐、胸满烦闷者。

生姜片敷肚脐

组方： 生姜 50g。

用法： ①可将生姜切成薄片，然后贴在肚脐上。②也可以把生姜捣碎，用纱布裹上，搁在肚脐上，然后外面再用创可贴固定。

功效：化湿行气、理气降逆、防治晕车。

主治：晕车。症见头晕、胸闷、恶心等不适。

点揉内关、中脘、膻中穴

取穴：内关、中脘、膻中穴。

用法：用拇指或食中指点揉中脘、内关、膻中等穴位各5～10分钟。

功效：宽胸理气、降气化痰、和胃止呕。

主治：对于晕车引起的心中烦躁、胸部烦闷、胃脘不适等具有良好的疗效。

案例：十多年前，在回家路上，遇一小儿哭闹不休，问其父母，得知孩子晕车，时不时就出现呕吐、不舒服。心下不忍，遂将孩子的手放在我手中，中指端点揉内关穴，几分钟后哭闹逐渐停止，再过几分钟，已安然入睡。

日常注意

1. 在乘车船等交通工具之前，不要吃得太多、太饱，吃五六分饱即可。不要吃油腻、肉食、鱼、虾、海鲜等难以消化的食物。

2. 多吃能够宽胸理气、顺气化痰、和胃止呕的食物，如莲藕、佛手、木瓜、鱼腥草、陈皮、生姜、芦根、莲子、山药、山楂、白萝卜等。

3. 在乘车船等交通工具时，可以眺望远方，观察远方的树木等绿色景致。也可以和孩子一起做游戏、玩玩具等，欢乐交流，以转移注意力。

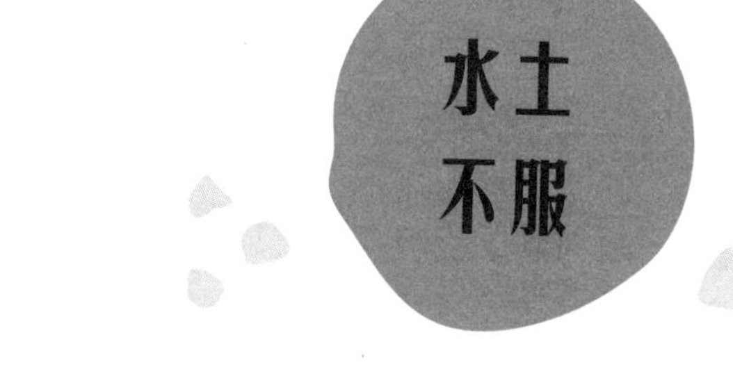

水土不服

每到新年，春节假期来临，许多家庭带着孩子一起外出旅游过年。然而很多人，一去外地就会出现呕吐、腹泻、感冒发热等。这就是因为水土不服。水土不服是指初到一个地方，由于自然环境和生活习惯的改变，身体与环境产生的不良反应。中国历史上，早有这方面记载。如《三国志·吴志·周瑜传》："不习水土，必生疾病。"历史资料证明，水土不服具有地域性，且主要与饮食条件和周围环境的变化等因素有关。

水土不服的表现有哪些？①胃肠道问题：食欲不振、腹胀，甚至腹泻、腹痛、呕吐、消瘦。②全身的感觉：精神疲乏、疲劳乏力，睡眠不好乃至失眠、心慌、胸闷，皮肤痛痒，皮肤出现红斑、疹子，也有女性患者出现月经不调等。③其他：也有的患者出现感冒、发热等病症。

水土不服，最主要的是饮食不服，脾胃不适应某个地方的水、食物。其主要原因责之于脾胃不调，这也是治疗的关键。如明·冯梦龙在《醒世恒言》说：“大抵此症，起于饮食失调，兼之食积于小腹之中，凝滞不消，遂至生热，升至胸中，便觉饥饿。”

艾灸来预防

取穴：足三里、涌泉。

用法：用艾条温和灸足三里 20 ~ 30 分钟，温和灸涌泉穴 2 ~ 3 分钟即可。

功效：强健脾胃、引火下行、滋阴清热。

主治：水土不服之脾胃不和，症见恶心呕吐、腹痛腹胀、食欲不振等。

健脾和胃推拿

1. 顺时针摩腹 20 分钟。
2. 清补脾经 500 次。
3. 揉中脘、揉膻中、揉天枢、揉足三里各 3 ~ 5 分钟。
4. 捏脊 5 次。

中成药预防

中成药可以用保和丸。保和丸出自《丹溪心法》“积聚痞块”门中，用于治疗“一切食积”。原文说到：“保和丸：治一切食积。山楂六两，神曲二两，半夏、茯苓各三两，陈皮、连翘、萝卜子各一两。上为末，炊饼丸如梧子大，每服七八十丸，食远白汤下。”现在我们用之治疗水土不服，以及胃脘胀痛，嗳腐吞酸，呕吐不消化食物等。

日常注意

1. 避免让孩子过度劳累，多注意休息。

2. 在去外地之时，孩子不要吃得太多、太饱。不要吃很多油腻、肉食、鱼、虾、海鲜等难以消化的食物。

3. 多吃能健脾和胃的食物，如小米、莲子、芡实、山楂、佛手、木瓜、山药、薏米、甘草、陈皮、大白菜、白萝卜、冬瓜、百合、豆腐、莲藕等。

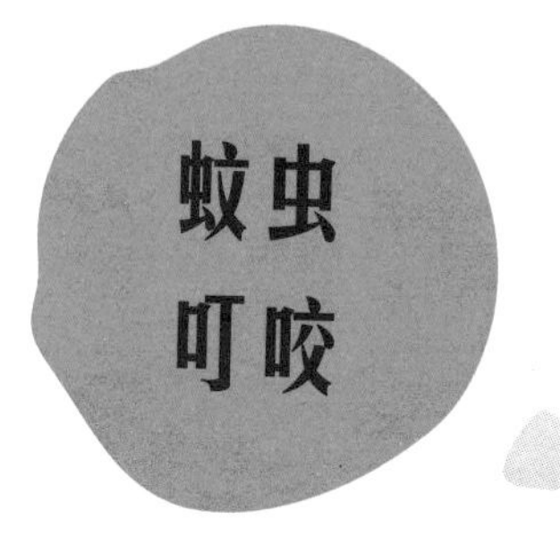

蚊虫叮咬

夏天多蚊虫，儿童多受罪。每每不注意的时候，孩子就会被蚊虫叮咬几个包。下面就为大家介绍防治蚊虫叮咬的小妙招。

蚊虫叮咬，一灸了之

组方：艾条。

方法：将艾条点燃，一手食中二指叉开，放在风团瘙痒处两边，目的是感受皮肤温度，防止烫伤。另一手持艾条放在距患处 2～5cm 处，艾灸 5～10 分钟。直到患处由痒变成不痒，以及患处皮肤微微发红为宜。

功效：解毒消肿。

主治：蚊虫叮咬之局部红肿、瘙痒不适等。

六神丸米醋止痒

组方：六神丸。

用法：取六神丸，研末后用米醋或温开水调成糊状，涂于蚊虫叮咬处，每日 3～5 次。

功效：清凉解毒，消炎止痛。

主治：蚊虫叮咬之红肿、瘙痒不适等症。

按语：六神丸原为内服药丸，但将六神丸研成细末外用，治疗蚊虫叮咬造成的痒肿疼痛具有良好的效果。

大蒜片贴敷患处

组方：大蒜。

用法：将大蒜切成薄片，贴在被蚊虫叮咬处。短则几分钟，长则 20～30 分钟。

功效：消肿止痛、去痒。

主治：蚊虫叮咬之红肿、瘙痒等。

注意：皮肤过敏者应慎用。

蒲公英内服外洗法

组方：蒲公英 60g（鲜品用量加倍）。

用法：①将蒲公英水煎，内服，并外洗患处。②将新鲜蒲公英捣烂成泥，然后外敷在患处。

功效：清热解毒、消肿散结。

主治：热毒壅盛之证，如痄腮、结膜炎、咽喉红肿疼痛、蚊虫叮咬等。

自制驱蚊香包

组方：艾叶、白芷、菖蒲、丁香、金银花、薄荷、苏叶、藿香各 10g。

用法：将上述药物研碎混匀，装入透气的香囊中。香囊可放在室内，或随身携带。

功效：芳香避蚊、清热解毒、消暑化湿、开窍醒脑、养心安神。

主治：驱蚊避蚊，驱虫避虫。

注意：因为上述药物都是发散刺激性物品，孕妇不要离得太近，以免影响胎儿。

应用体验：①空间：一个香包可以供大约 10 ~ 15cm^2 使用。若是房间大，需要多放几个香包。②时间：由于药物持续性的挥发，故随着时间的延长，其功效逐渐降低，建议在2周左右更换一次。③天然无副作用：这些中药对身体几乎没有伤害。④孕妇忌用：因为香包的芳香之性对孕妇有伤害，因此孕妇忌用。

按语： 香囊内的中药大多属于芳香药物，内含挥发油，在自然环境下可以发出蚊虫不喜欢的味道，达到驱蚊效果。

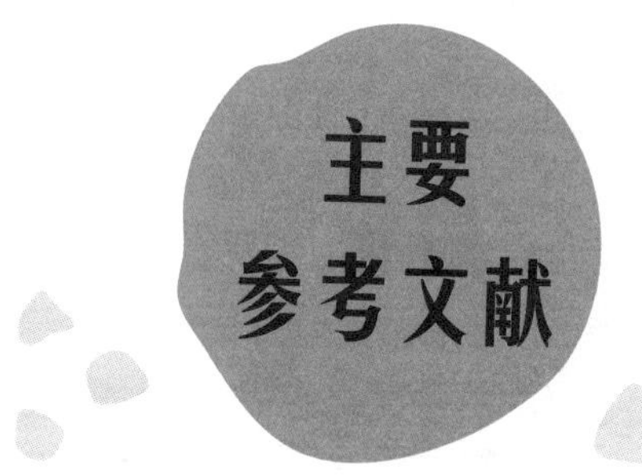

主要参考文献

1. 朱锦善 . 朱锦善儿科临证 50 讲 [M]. 北京：中国中医药出版社，2012.
2. 王萍芬 . 中医儿科学 [M]. 上海：上海科学技术出版社，1997.
3. 彭静山，费久治 . 针灸秘验与绝招 [M]. 沈阳：辽宁科学技术出版社，2008.
4. 刘世红 . 小儿推拿 [M]. 4 版 . 北京：人民卫生出版社，2018.
5. 吴鞠通 . 温病条辨 [M]. 北京：中医古籍出版社，2010.
6. 高树中 . 一针疗法 [M]. 济南：济南出版社，2006.
7. 范圣华 . 咳不容缓 [M]. 天津：天津科学技术出版社，2015.
8. 马汴梁 . 敷脐妙法治百病 [M]. 3 版 . 北京：人民军医出版社，2010.
9. 五部医话编写委员会 . 当代中医名家医话・儿科卷 [M]. 北京：北京科学技术出版社，2012.
10. 方剑乔，吴焕淦 . 刺法灸法学 [M].2 版 . 北京：人民卫生出版社，2016.

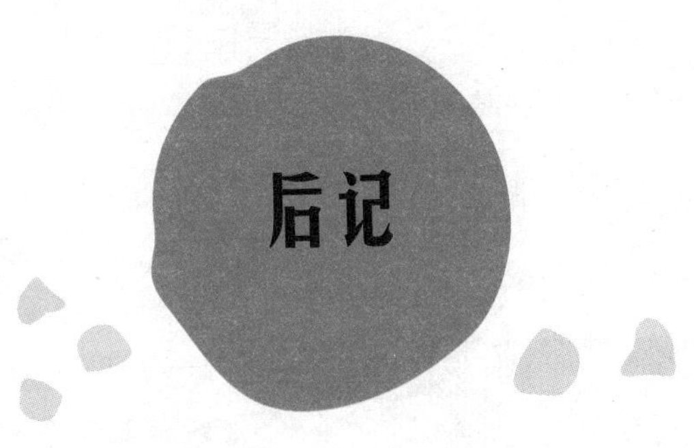

后记

大约从4年前开始有此想法，写一本儿科疾病妙招的书籍。时至今日，书稿终于完成了，心中如释重负。写作本书期间，付出了大量的时间和精力，具体多少，已难以言说。稿件也是屡经修改，十数易其稿。然而看到本书即将付梓，心中充满了喜悦之情，犹如母亲看到孩子成长一样，内心充满了喜悦，再多的辛苦也觉得值了。

南怀瑾先生曾说："我素来认为既然是可以助人之道，就是天下的公道，不是属于哪个私有的，也不是属于哪一门、哪一派的。"中医是可以济世救人的医学，就是天下人的中医。那么，就要让天下人的中医为天下人服务。故将多年的中医临床经验和体会，向大家和盘托出。若大家能从中获益，就是我最大的欣慰。

在此感谢中国中医科学院王宏才教授和山东中医药大学王道全教授，感谢两位老师对我多年的辛勤栽培；感谢当归中医学堂、行知堂中医诊所李永明先生和姚遥女士，他们对我临床工作给予了大力支持；感谢人民卫生出版社的李剑光编辑，对我写作的鼓励和帮助；感谢广大患者以及新浪微博@百会中

医的粉丝们对我的信任，他们的信任给了我灵感和写作的动力；感谢从古至今历代的中医前辈和同道，在中医学术传承和经验等方面给了我很多启发和借鉴；最后，感谢我的妻子和家人，他们的支持是我写作最为坚强的后盾。

限于时间、精力和水平，本书尚有诸多不足及谬误之处。恳请广大读者和同道不吝赐教，不胜感激。

范圣华

2019年6月18日